医学物理学实验

曾碧新　黄　敏　　主　编
陈付毅　邵和鸿

科学出版社

北　京

内 容 简 介

本书是依据医学物理学实验教学大纲,并总结作者长期从事医学物理学实验教学的实践经验编写而成的。书中除了介绍力学、热学、声学、电磁学、光学和近代物理实验外,还根据医学院校专业的特点,增加了包括人耳听阈曲线测定、角膜曲率半径测定等医学物理量测定的实验。

本书适合高等医药院校五年制和七年制临床、基础、口腔、预防、医学检验、卫生检验、护理、麻醉、影像、药学等专业学生使用,也可供医药院校其他专业和生命科学相关专业学生使用。

图书在版编目(CIP)数据

医学物理学实验/曾碧新等主编. —北京:科学出版社,2012
ISBN 978-7-03-033471-8

Ⅰ.①医… Ⅱ.①曾… Ⅲ.①医用物理学-实验-医学院校-教材
Ⅳ.①R312-33

中国版本图书馆 CIP 数据核字(2012)第 017407 号

责任编辑:胡云志 石 悦 唐保军/责任校对:张小霞
责任印制:徐晓晨 / 封面设计:华路天然设计工作室

科 学 出 版 社 出版
北京东黄城根北街 16 号
邮政编码:100717
http://www.sciencep.com

天津文林印务有限公司 印刷
科学出版社发行 各地新华书店经销

*

2012 年 2 月第 一 版 开本:720×1000 1/16
2021 年 8 月第十六次印刷 印张:7 1/4
字数:140 000

定价:29.80 元
(如有印装质量问题,我社负责调换)

前　言

医学物理学是高等医学教育中的一门基础课程，它的任务是比较系统地教授学生物理学知识，使他们能够掌握物理学中的基本概念、基本规律和基本方法，为学习后续课程以及将来从事医疗卫生工作打下物理基础。医学物理学实验是对学生进行科学实验基础训练的一门重要课程，它不仅可以加深学生对医学物理学理论的理解，更重要的是使学生获得基本实验知识，在实验方法和实验技能方面得到较为系统、严格的训练，培养他们进行科学工作的能力和良好的工作作风。本书是依据医学物理学实验教学大纲，并总结作者长期从事医学物理学实验教学的实践经验编写而成的。

书中除了介绍力学、热学、声学、电磁学、光学和近代物理实验外，还根据医学院校专业的特点，增加了包括人耳听阈曲线测定、角膜曲率半径测定等医学物理量测定的实验。

本书由曾碧新、黄敏、陈付毅、邵和鸿任主编。全书共 27 个实验，其中曾碧新编写绪论、实验 16、实验 18、实验 22、附录 B、附录 C；黄敏编写实验 5、实验 11、实验 15、实验 17、实验 19、实验 21；陈付毅编写实验 3、实验 4、实验 6、实验 10、附录 A；邵和鸿编写实验 1、实验 8、实验 9、实验 12、实验 13、实验 23、实验 24；另外，孙俭与曾碧新合编实验 2、实验 20；陈亮亮与陈付毅合编实验 7、实验 14；蔡双双与邵和鸿合编实验 25、实验 26、实验 27。

本书适合高等医药院校五年制和七年制临床、基础、口腔、预防、医学检验、卫生检验、护理、麻醉、影像、药学等专业学生使用，也可供医药院校其他专业和生命科学相关专业学生使用。

陈式苏教授审阅了全书，一些从事医学物理学实验教学多年的教师为本书的编写做了很多工作，胡晞同志绘制了大部分插图。在此一并表示衷心感谢！

本书的出版得到科学出版社的大力支持，在此表示衷心感谢！

由于作者水平有限，书中难免有不当之处，敬请使用本书的师生批评指正。

作　者
2011 年 9 月

目　录

绪论 ··· 1
实验 1　液体黏滞系数的测定 ··· 8
实验 2　人耳听阈曲线的测定 ·· 11
实验 3　电子示波器的使用 ··· 14
实验 4　电势差计 ·· 19
实验 5　RLC 串联电路交流电压的测量 ··· 22
实验 6　半导体热敏电阻温度的测量 ··· 25
实验 7　霍尔效应 ·· 27
实验 8　振动体频率的测量 ··· 31
实验 9　固定均匀弦振动频率的测定 ··· 34
实验 10　交流电桥测量阻抗 ··· 38
实验 11　偏振光(马吕斯定律的验证) ··· 41
实验 12　用驻波法测定空气中的声速 ··· 44
实验 13　用分光计测定三棱镜的折射系数 ··· 47
实验 14　用牛顿环测定透镜的曲率半径 ·· 52
实验 15　用衍射光栅测定光波的波长(Ⅰ) ··· 57
实验 16　用衍射光栅测定光波的波长(Ⅱ) ··· 60
实验 17　角膜曲率半径的测定 ·· 62
实验 18　声速的测定 ·· 65
实验 19　放射线的衰变规律 ··· 68
实验 20　核磁共振试样分析 ··· 71
实验 21　印相及放大技术 ·· 77
实验 22　单缝和单丝衍射实验 ·· 81
实验 23　单摆实验 ··· 84
实验 24　三线摆法测转动惯量 ·· 87
实验 25　迈克耳孙干涉仪测 He-Ne 激光的波长 ·· 91
实验 26　发光二极管光照度与驱动电流关系测量实验 ·· 97
实验 27　光敏电阻实验 ··· 99
附录 A　电子万用表的使用 ·· 101
附录 B　SHARP EL-506A 电子计算器的使用方法 ··· 104
附录 C　CASIO fx-3600 电子计算器的使用方法 ··· 108

绪 论

1. 测量的误差

由于我们所使用仪器的缺陷和我们感觉器官的不完善等,任何物理量的测量,都有一定误差。因此,我们必须对误差的性质进行分析,对测量所得的结果进行合理的处理,有个恰当的评价,既不对它的精确性估计过高,也不致估计过低,不敢相信。

测量误差按其性质可分为两大类。

一类误差称为系统误差,产生它的主要原因是校正不够完善,或者仪器本身有缺陷。例如,一根标尺的所有刻度,如果间隔太大或太小,那么用此标尺量出的长度,就会太小或太大。又如,由于假定电流计指针的偏转格数与电流强度成正比,而把电流计的标尺按线性关系来刻度,但实际往往并非如此,这样指示的数和真实电流间就有了差异。这类误差具有确定的性质,可以通过对仪器的校正、对测量本身的批判等来修正,原则上可以达到当时测量技术所能达到的最低限度。但是,在实际工作中,这种修正是不能常做到的,对于我们的实验,做到的可能性更小。因此,在对我们测量结果的准确性进行判断时,自然不可能把这种总是存在着的系统误差一同考虑在内。

另一类误差称为偶然误差,产生它的主要原因之一在于观察者本身,而且主要是读数时受到感觉器官分辨本领的限制。例如,用一根米尺来测量某一物体的长度,在确定物体两端读数时,只能估计到米尺的最小刻度(1mm)的几分之一,有时估计得多些,有时估计得少些。因此这类误差具有不确定的性质。在一系列的测量中,各个测量结果都将分散在其平均值附近。离平均值越远,出现的次数越少。在不考虑系统误差的情况下,我们可以说,所要测量的物理量的真值在各次测量值分散的范围以内,而且比较靠近平均值,但平均值并不是真值,如增加测量次数,平均值通常有所变动,而真值是不变的。误差理论及计算的目的是确定怎样的值最接近于真值及其偏离真值的程度如何。

2. 最近真值与平均误差

对一个物理量进行重复测量,根据概率论可以证明:各次测量的算术平均值最接近真值,算术平均值 $\bar{x}$ 为

$$\bar{x} = \frac{1}{n}\sum_{k=1}^{n} x_k \tag{0-1}$$

式中,n 为测量次数,x_k 为第 k 次测量所得的值。因为其真值是不知道的,或根本不

存在。因此,我们就以 $\bar{x}$ 来代表真值,而将 $U_k = x_k - \bar{x}$ 称为各次测量的偏差。但从式(0-1)可以看出 $\sum U_k = 0$,因此 U_k 本身尚不足以表示测量数据的离散程度,所以我们用 $(U_k)^2$ 来度量误差的大小,将

$$S = \sqrt{\frac{\sum (U_k)^2}{n-1}} \tag{0-2}$$

称为各次测量值 x_k 的均方差,也称标准差。

显然,平均值比个别测量值更接近真值,它应具有更小的误差。理论证明,平均值的误差是标准差的 $1/\sqrt{n}$,即

$$S_{\bar{x}} = \frac{S}{\sqrt{n}} = \sqrt{\frac{\sum (U_k)^2}{n(n-1)}} \tag{0-3}$$

因为偶然误差具有不确定的性质,故 $S_{\bar{x}}$ 应冠以±号,测量的最后结果则写成

$$\bar{x} \pm S_{\bar{x}} \tag{0-4}$$

式中,$S_{\bar{x}}$ 称为平均值的标准误差,我们实验中将它写成 Δx。

例1 某一长度,测量 10 次,结果如下表所示,求平均值及其标准误差,并表示出最后结果。

n	1	2	3	4	5	6	7	8	9	10
x_i/cm	63.57	63.58	63.51	63.52	63.54	63.59	63.51	63.57	63.55	63.59

参考附录 B,我们可以用计算器直接算出平均值 $\bar{x}$ 和标准差 S,再求 $S/\sqrt{n}$ 得 Δx。平均值位数按有效数字规则选取,得 $\bar{x} = 63.55\text{cm}$。误差是根据概率论的一些假定而求得的,它不是一个严格的结果,只是从数量级上来评定实验结果,因此把它计算得十分精确是没有意义的,而且误差总是以测量的平均值末位为标准四舍五入取一位有效数字,至多取两位。因此可得误差 $\Delta x = \pm 0.01\text{cm}$,最后的结果表示为

$$x = (63.55 \pm 0.01)\text{cm}$$

3. 绝对误差与相对误差

上面所讨论的误差,称为绝对误差,但单由绝对误差还不能十分清楚地评定实验结果的好坏,如在测量 1cm 的长度时,其误差为 ±0.1cm,而在测量 1000cm 的长度时,其误差也为 ±0.1cm,前者误差占结果的 ±10%,后者只占 ±0.01%,两者的差别显然很大,但绝对误差都是 0.1cm。因此还需用误差与实验结果的比值来评定测量精度,这就是相对误差,写成 $\Delta x/\bar{x}$。相对误差用%表示,所以也称百分误差。如上例中,其相对误差为

$$\frac{\Delta x}{\bar{x}} = \frac{\pm 0.01}{63.55} \times 100\% = \pm 0.02\%$$

注意：相对误差也只取一位有效数字。

4. 复合量的误差

在大多数物理实验中，往往必须用一个或几个直接测量的量来求得一个待测的物理量，因此它是一个复合量。例如，从测量一矩形物体的长与宽来求其面积，面积就是复合量。每一个互不相关的直接测量的量，都有自己的误差，它们对最后的复合量的影响如何呢？这里仅列出我们实验中最常用到的两种情况的公式[①]。

（1）如复合量 R 是各直接测量量 $x,y,z,\cdots$ 的和或差，即 $R=x\pm y\pm z\pm\cdots$，则复合量 R 的最大绝对误差 ΔR 为各直接测量量绝对误差绝对值之和。即

$$\Delta R = |\Delta x| + |\Delta y| + |\Delta z| + \cdots \tag{0-5}$$

ΔR 在结果中也要冠以 $\pm$ 号。

（2）如复合量 R 为各直接测量量之积或商，即 $R=x\times y\times z\cdots$ 或 $R=x/y/z/\cdots$，则

$$\left|\frac{\Delta R}{\bar{R}}\right| = \left|\frac{\Delta x}{\bar{x}}\right| + \left|\frac{\Delta y}{\bar{y}}\right| + \left|\frac{\Delta z}{\bar{z}}\right| + \cdots \tag{0-6}$$

推广开来，如果 $R=x^a \cdot y^b \cdot z^c \cdots (a,b,c\cdots$ 为任意实常数)，则

$$\left|\frac{\Delta R}{\bar{R}}\right| = \left|a\frac{\Delta x}{\bar{x}}\right| + \left|b\frac{\Delta y}{\bar{y}}\right| + \left|c\frac{\Delta z}{\bar{z}}\right| + \cdots \tag{0-7}$$

运算中经常遇到的常数，则可看成是一个没有误差的量（一些数字常数应按计算的要求取足够的位数）。

例 2 用伏安法测量一电阻，测得电阻两端的电压和流过电阻的电流分别为

$$V = (220 \pm 1)\text{V}, \quad I = (0.945 \pm 0.005)\text{A}$$

求电阻 R 及其误差。

解 因为 $R=V/I$，所以

$$\bar{R} = \frac{\bar{V}}{\bar{I}} = \frac{220}{0.945} = 233(\Omega)$$

[①] 按照严格的理论，若复合量为 $R=R(x,y,z,\cdots)$，则其绝对误差应表示为

$$\Delta R = \sqrt{\left(\frac{\partial R}{\partial x}\Delta x\right)^2 + \left(\frac{\partial R}{\partial y}\Delta y\right)^2 + \left(\frac{\partial R}{\partial z}\Delta z\right)^2 + \cdots}$$

式中 $\frac{\partial R}{\partial x},\frac{\partial R}{\partial y},\frac{\partial R}{\partial z},\cdots$ 是 R 分别对 $x,y,z,\cdots$ 的偏导数。鉴于我们还未学习偏导数，而且按该式计算也太繁琐，我们仍用式(0-5)～式(0-7)等式来求复合量误差。诚然，这样求得的误差要比实际的大些，但考虑到一些我们没有估计到的误差，这样或许更好些。

先计算相对误差

$$\left|\frac{\Delta R}{R}\right| = \left|\frac{\Delta V}{V}\right| + \left|\frac{\Delta I}{I}\right| = \frac{1}{220} + \frac{0.005}{0.945} = 0.5\% + 0.5\% = 1\%$$

于是有

$$\Delta R = \bar{R}\frac{\Delta R}{R} = 233 \times 1\% = 2(\Omega)$$

最后结果表示为

$$R = (233 \pm 2)\Omega$$

5. 有效数字及其运算简则

用天平去称一个物体,得重 1734g。由于末位数 4 是通过游码标尺估计而来,因而是不可靠的(即是可疑的),而 1、7、3 直接从砝码数读出,则是可靠的(即是可信的)。直接从刻度尺上的标度读出的可靠数和一位从刻度尺上估读的可疑数统称为有效数字。在实验中物理量值均用有效数字表示。上面的例子可将其质量写成 173.4×10g 或 1.734×10^3g,有效数字从自左边第一个不为 0 的数算起,如 0.001374 和 1374 都是 4 位有效数字,而 130 或 103 则都是 3 位有效数字。有效数字常采用科学计数法表示,上面例子可表示为 1.734×10^3g。利用有效数字,很容易就知道末位是估计的,是有误差的。因此有效数字的位数和该量的误差密切地关连着。有效数字多的,其相对误差一般较小,反之则大。因此,在写一物理量值时,就要按照测量误差正确地写出有效数字。例如,1734g 和 173×10g 两数所表示的质量相同,但前者为 4 位有效数字,其误差为千分之几,后者为 3 位有效数字,其误差为百分之几,是不相同的。有效数字不因所用的单位不同而不同,如 1.734×10^3g、1.734×10^6mg、1.734kg、0.001734t 都是 4 位有效数字。

复合量的有效数字由各直接量的有效数字决定,通常有如下法则:

(1) 复合量是几个量相加或相减而得时,其有效数字保留到诸量中最高可疑位为标准。例 10.1g+4.178g≈14.3g。

(2) 复合量是由几个量相乘除而得时,其有效数字的位数和诸量中有效数字的位数最小者相同。例 $12.34 \times 0.0234 \approx 0.289$。

这两条法则从复合量的误差计算是很容易理解的。这两条法则给计算带来很大方便,但它们并不十分严格,复合量的准确有效数字应按复合量的误差确定,即其最后一位有效数字就是误差位。

6. 关于作图的一些规则

在许多实验中,要将实验数据画成图线,以便更直观地观察各量之间的关系。作图时要注意以下几个问题:

(1) 选取合理的比例关系。这要照顾到两个方面：一是比例关系应尽量简单易算，如选取 $1:1,1:2,1:5$（包括 $1:10,1:100,1:20,1:200,\cdots$），这样在作图时就不至于因换算而花费太多时间；二是要使图线在图中占据显著的位置和合适的大小，既不局限于一隅，又不能画到图的外面去。如果是一条直线，应尽可能使它有接近 $45°$ 的倾斜角。下面举几种不恰当的作图与正确的作图相对照，如图 0-1 所示。

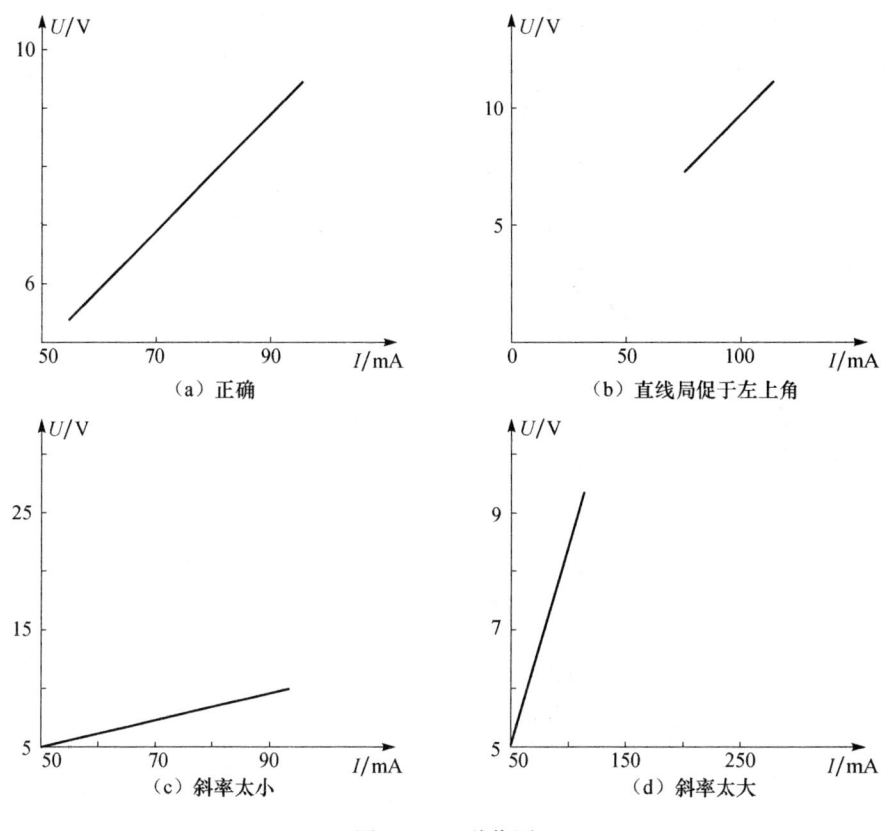

图 0-1　几种作图

(2) 线须尽量画得细，并有光滑的趋势，使测量值的各个点大致均等地分布在曲线的两旁。坐标轴应标明名称和单位，图上要标出图名。

有时，用一个坐标或两个坐标都是以 10 为底的对数标度的坐标纸（分别称为单对数坐标纸、双对数坐标纸）作图，往往要比用普通的坐标纸作图方便。

例如，γ 射线的吸收规律为

$$I = I_0 e^{-\mu x}$$
$$\ln I = -\mu x + \ln I_0$$

用普通坐标纸作图，是一根指数曲线，若用单对数坐标纸（纵轴为对数），可以将其函数曲线表示成一条直线。单对数坐标纸通常一坐标取等间隔，另一坐标取对数

间隔。对数坐标大的间隔按级划分,每"级"可以容纳一个数量级的数值。对数坐标的标度为 1,2,3,…,9,对应坐标间隔长度为 ln1, ln2, ln3,…, ln9 的比例标出数值。因此,只要标出轴名、标度,曲线即为 ln$I$-x 图(图 0-2)。斜率 μ 由曲线上两点的坐标进行计算求得。

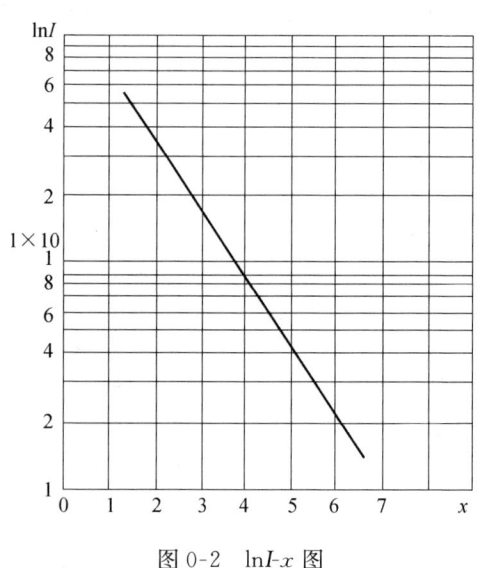

图 0-2 ln$I$-x 图

练 习 题

(1) 用弹簧秤测量某一固体的密度。a 表示挂上该物体时弹簧的伸长,a' 表示将物体放入水中时,弹簧伸长的减少量,$\rho、\rho'$ 分别表示待测固体和水的密度,它们之间有关系 $\rho=\rho'\dfrac{a}{a'}$,现测得 $a、a'$ 的数据如下表,已知水温为 25℃时,$\rho'=0.997\mathrm{g/cm^3}$。试求 25℃时待测物体的平均密度 $\bar{\rho}\pm\Delta\rho$。

n	1	2	3	4	5	6	7	8	9	10
a/cm	10.16	10.17	10.18	10.16	10.19	10.18	10.17	10.19	10.22	10.22
a'/cm	3.69	3.69	3.71	3.71	3.74	3.72	3.75	3.74	3.77	3.74

(2) 利用测定物距 a 和像距 b 来测定透镜的焦距 f,得下列数据(测量 5 次),试计算平均值 $\bar{f}$ 及 Δf,并将结果写成 $f=\bar{f}\pm\Delta f$。

a/cm	97.34	105.84	113.21	120.13	126.63
b/cm	67.16	64.16	61.79	59.87	58.37
f/cm					

计算 f 的公式为 $f=\dfrac{ab}{a+b}$（提示：这里每次的 a 及 b 都是不同的，因此应先计算相应各次的 f，然后再求 $\bar{f}$ 及 Δf）。

（3）用滑线式惠斯通电桥测量电阻。滑线全长为 $L=100.00\text{cm}$。今测得电桥平衡时，R_x 侧滑线长 x 的值如下表。由平均值 $R_x=R_0\dfrac{x}{L-x}$，$R_0=100\Omega$（常数），求 $\bar{R}_x$ 及 ΔR_x，并将结果写成 $R_x=\bar{R}_x\pm\Delta R_x$。

n	1	2	3	4	5	6	7	8	9	10
x/cm	57.80	57.77	57.78	57.80	57.80	57.79	57.78	57.80	57.80	57.80

$$\bar{x}=\underline{\qquad},\quad \Delta x=\underline{\qquad}$$
$$R_x=\bar{R}_x\pm\Delta R_x=\underline{\qquad}$$

（提示：由于 x 和 $(L-x)$ 不是相互独立的量，ΔR_x 不能表示为 $\dfrac{\Delta x}{\bar{x}}+\dfrac{\Delta(L-\bar{x})}{L-\bar{x}}$，而根据误差传播理论，它可表示为 $\dfrac{\Delta R_x}{\bar{R}_x}=\dfrac{L\Delta x}{\bar{x}(L-\bar{x})}$）。

实验 1 液体黏滞系数的测定

【实验目的】

(1) 掌握毛细管黏滞计的原理。
(2) 测定乙醇的黏滞系数。

【实验原理】

当液体通过毛细管且做稳定层流时,如果管的半径为 R,管长为 L,管两端的压强差为 Δp,t 秒内流过液体的体积为 V,则根据泊肃叶定律,该液体的黏滞系数 η 为

$$\eta = \frac{\pi \Delta p t R^4}{8VL} \tag{1-1}$$

若相同体积的两种不同液体在同样条件下通过同一毛细管,第一种液体流过的时间为 t_1,其密度为 ρ_1;第二种液体流过的时间为 t_2,其密度为 ρ_2,则由式(1-1)可知

$$\eta_1 = \frac{\pi \Delta p_1 t_1 R^4}{8VL} = \frac{\pi \rho_1 g h t_1 R^4}{8VL} \tag{1-2}$$

$$\eta_2 = \frac{\pi \Delta p_2 t_2 R^4}{8VL} = \frac{\pi \rho_2 g h t_2 R^4}{8VL} \tag{1-3}$$

式(1-2)、式(1-3)相除,消去 V、R、L、h 得到

$$\eta_2 = \eta_1 \frac{\rho_2 t_2}{\rho_1 t_1} \tag{1-4}$$

用这种比较测量法,只要知道某一标准溶液的 η 和 ρ(此处设为 η_1,ρ_1)及待测液体的密度 ρ_2,可以无需知道 R、V 和 L 的值,就能方便地求出 η_2。

【实验仪器】

毛细管黏滞计、万用支架、乙醇、蒸馏水、温度计、移液管、吸气球、秒表。

【实验步骤】

(1) 将蒸馏水注入毛细管黏滞计(黏滞计见图 1-1),进行洗涤。

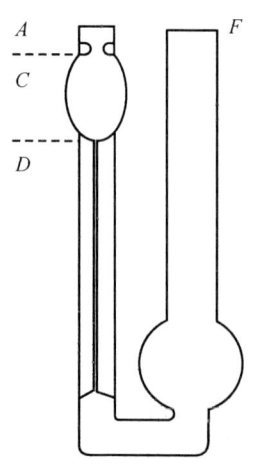

图 1-1 毛细管黏滞计

(2) 保持毛细管黏滞计竖直位置，用清洁的移液管将一定体积（6cm³）的蒸馏水自 F 端注入。

(3) 用吸气球在 A 端吸液，使液面上升到 C 刻度线以上约半厘米左右（图1-1），然后让液体自然下降。

(4) 当 A 端液面降到 C 时，开动秒表，记录蒸馏水自 C 流至 D 的时间 t_1。

(5) 重复上面步骤(3)、(4)共五次，算出 $\overline{t_1}$ 及 Δt_1。

(6) 将水倒出，用乙醇洗涤黏滞计（洗过的乙醇不要倒入原瓶中，应倒在另一个容器中）。

(7) 用移液管把与蒸馏水同体积的乙醇移入黏滞计，重复步骤(3)、(4)共五次，算出 $\overline{t_2}$ 及 Δt_2。

(8) 将乙醇倒出，用蒸馏水清洗仪器。

(9) 计算乙醇的黏滞系数 $\eta_2 = \overline{\eta_2} \pm \Delta \eta_2$。由 $t_1 = \overline{t_1} \pm \Delta t_1$、$t_2 = \overline{t_2} \pm \Delta t_2$ 及式(1-4)并利用误差理论可得 $\Delta \eta_2$，从而算出 $\eta_2 = \overline{\eta_2} \pm \Delta \eta_2$。

【实验记录及结果】

表 1-1 实验数据记录表

$t = 0.0$℃时，$\rho_{1,0} = 0.99987 \text{g/cm}^3$，$\rho_{2,0} = 0.80625 \text{g/cm}^3$

次数	水流过 CD 的时间 t_1/s	乙醇流过 CD 的时间 t_2/s
1		
2		
3		
4		
5		
平均		

$\Delta t_1 = \underline{\quad}$ (s) $\Delta t_2 = \underline{\quad}$ (s)

水的密度 $\rho_1 = \underline{\quad}$ (g/cm³)   乙醇密度 $\rho_2 = \underline{\quad}$ (g/cm³)

温度 $= \underline{\quad}$ (℃)   水的黏滞系数 $\eta_1 = \underline{\quad}$ (Pa·s)

乙醇的黏滞系数：$\eta_2 = \overline{\eta_2} \pm \Delta \eta_2 = \underline{\quad}$ (Pa·s)

【思考题】

(1) 为什么水与乙醇的体积必须相同？

(2) 为什么要记录液体的温度？在测量过程中为什么必须保持温度不变？

【附表】

表 1-2　各种温度下水的黏滞系数

$t/℃$	$\eta_1/(Pa·s)$	$t/℃$	$\eta_1/(Pa·s)$
0	0.001 79	19	0.001 03
1	0.001 73	20	0.001 00
2	0.001 67	21	0.000 98
3	0.001 62	22	0.000 96
4	0.001 57	23	0.000 94
5	0.001 52	24	0.000 91
6	0.001 47	25	0.000 89
7	0.001 43	26	0.000 87
8	0.001 39	27	0.000 85
9	0.001 35	28	0.000 84
10	0.001 31	29	0.000 82
11	0.001 27	30	0.000 80
12	0.001 24	31	0.000 78
13	0.001 20	32	0.000 77
14	0.001 17	33	0.000 75
15	0.001 14	34	0.000 74
16	0.001 11	35	0.000 72
17	0.001 08	36	0.000 71
18	0.001 06	37	0.000 69

提示：$\rho_t = \rho_0(1-\beta t)$；$\beta_1 = 0.000\ 21\ ℃^{-1}$；$\beta_2 = 0.001\ 10\ ℃^{-1}$。

实验 2 人耳听阈曲线的测定

【实验目的】

(1) 掌握听觉实验仪的使用方法。
(2) 测定人耳的听阈曲线。
(3) 了解测定听阈曲线的原理和方法。

【实验原理】

能够在听觉器官引起声音感觉的波动称为声波。通常声波的可闻频率范围为 20~20 000Hz。描述声波能量的大小常用声强和声强级两个物理量。声强是单位时间内通过垂直于声波传播方向的单位面积的声波能量,用 I 来表示。声强级是声强的对数标度,它是根据人耳对声音强弱变化的分辨能力来定义的,用 L 来表示。L 与 I 的关系为

$$L = \lg \frac{I}{I_0}(B) = 10\lg \frac{I}{I_0}(dB)$$

式中,$I_0 = 10^{-12} \text{W/m}^2$。

引起听觉的声音,不仅在频率上有一范围,而且在声强上也有一定范围。就是说,对于任一在声波范围内(20~20 000Hz)的频率来说,声强还必须达到某一数值才能引起人耳听觉。能引起听觉的最小声强称为听阈。对于不同频率的声波,听阈不同,听阈与频率的关系曲线称为听阈曲线。随着声强的增大,人耳感到声音的响度也提高了,当声强超过某一最大值时,声音在人耳中会引起痛觉,这个最大声强称为痛阈。对于不同频率的声波,痛阈也不同,痛阈与频率的关系曲线称为痛阈曲线。由图 2-1 可知,听阈

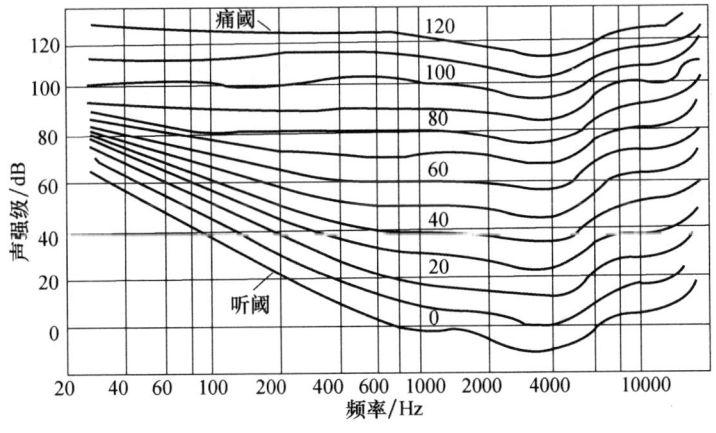

图 2-1 听觉区域和等响曲线

曲线即为响度级为0方的等响曲线,痛阈曲线则为响度级为120方的等响曲线。

在临床上常用听力计测定病人对各种频率声音的听阈值,与正常人的听阈进行比较,借以诊断病人的听力是否正常,实验仪器示意图见图2-2。

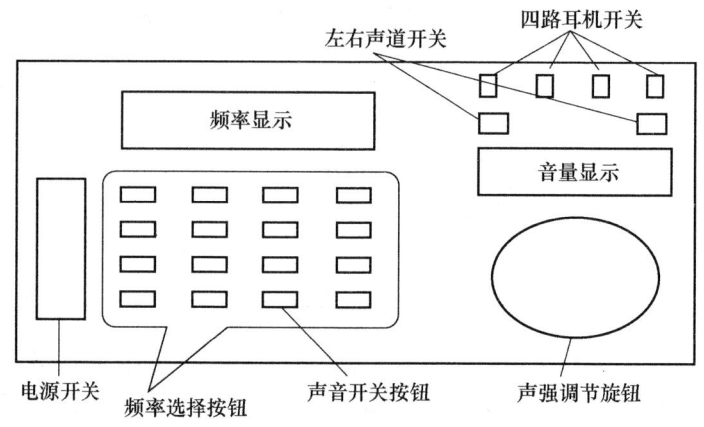

图2-2 仪器示意图

【实验仪器】

听觉实验仪、立体声耳机等。

【实验步骤】

(1) 接上电源开关,插上耳机1到4副。

(2) 无误后,打开电源开关,仪器频率显示"— — —00",音量显示"40"dB。对应耳机插入的插座,按下耳机开关,对应耳机通道指示灯点亮;再按下耳机开关,则关闭。

(3) 按下左右声道按钮,打开相应的左右声道;再按下耳机开关,则关闭。根据实验内容,可同时或分别选用左右声道。

(4) 通过按下频率选择按钮,选择音频频率,如需12kHz频率,则按标有12 000Hz的按钮,频率显示"12 000",此时被试者可转到频率是12kHz的音频信号。

(5) 调节音量调节旋钮,顺时针方向旋转旋钮,音量增强;逆时针旋转,音量减弱。调节音量时,音量指示变化。

(6) 如需关闭信号,则按一下标有OFF的按键,信号关闭;如需打开,就按需要的频率按键。

【注意事项】

(1) 开机前,请确认所使用的电源在交流198~242V所规定的范围内。否则可能导致仪器受损。

(2) 每次打开电源开关，仪器将自动把音量设置在"40"dB，而音频信号则设置在关的状态，显示"00"。

(3) 实验前，仪器最好先预热 2min，使仪器各项指标达到最佳状态。

(4) 禁止在开机状态，插拔耳机插头。

(5) 由于目前在耳机制造技术上原因，耳机在整个音频范围内，各频率上转换效率的不同，导致在同样电平的驱动下，不同频率的声强不同，实验者必须根据耳机频率响应修正的表 2-1，对实验结果进行推算和分析，如当音量显示"56"，频率为 1000Hz 时，较正后的音量为 56+0=56；而频率换成 10 000Hz 时，查表 10 000Hz 为 "-4"，则校正后的音量为 56-4=52；同理频率为 2000Hz，校正后的音量为 56+5=61，由此可得到较正确的实验结果（表 2-1）。

表 2-1 耳机频率响应修正

频率/Hz	20 000	18 000	14 000	12 000	10 000
校准值	−16	−13	−4	−0.5	−4
频率/Hz	8000	4000	2000	1000	800
校准值	−5.5	−7.5	+5	0	−3
频率/Hz	400	200	100	50	25
校准值	−5	−7	−22	−23	−23

【实验记录及结果】

(1) 记录各频率下的声强级 L 和校正后的声强级 L'。

表 2-2 实验数据记录表

	频率 f/Hz	25	50	100	200	400	800	1000	2000	4000	8000	10000
左耳	声强级 L/dB											
	校正后声强级 L'/dB											
右耳	声强级 L/dB											
	校正后声强级 L'/dB											

注：L 为实验测得声强级；L' 为校正后的声强级。

(2) 在单对数坐标纸上作听阈曲线。

【思考题】

(1) 有人说 40dB 的声音听起来一定比 30dB 的声音更响一些，你认为对不对？

(2) 声强级与响度级有何不同？

实验 3　电子示波器的使用

【实验目的】

(1) 初步掌握双踪示波器面板各旋钮的作用和调节方法。
(2) 用示波器对交流电压和直流电压进行测量。

【实验原理】

1. 电子示波器工作原理

示波器的结构原理如图 3-1 所示,它由示波管、Y 方向放大电路、X 方向放大电路及扫描电路等组成。图中 A 表示波管的荧光屏,电子束经聚焦后打到荧光屏上即可形成一小亮点。图中 aa′和 bb′分别为垂直方向和水平方向偏转板。两对偏转板上电压都为 0 时,电子束打在荧光屏的中心点,且固定不动。如果在水平偏转板上加电压,在两极间电场的作用下,电子束沿水平方向偏转,光点就沿水平线移动一个和偏转板上电压成正比的距离。如果加在水平偏转板上的电压是交变电压,光点就沿水平线来回摆动,当摆动速度很快时(如加 50Hz 交流电,每秒来回移动 50 次),由于视觉滞留效应,我们看到的是一条水平亮线。假如同时在两对转板上加不同的交变电压,根据振动合成的原理,荧光屏上亮点的运动轨迹是两个方向振动的合成。一般情况下,这种图形是非常复杂的。垂直和水平偏转板上的电压分别由 Y 方向和 X 方向输入信号经放大电路后提供,因此只要在 Y 和 X 方向加以一定的待测信号,荧光屏上就可以看到这两种交变信号引起的光点的合成运动。

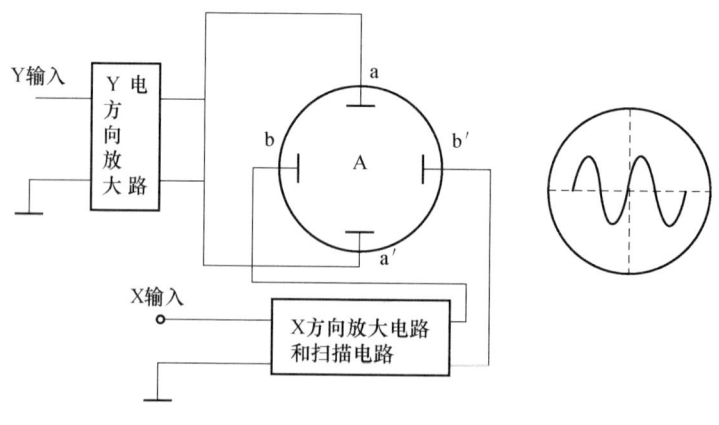

图 3-1　示波器结构原理图

实际使用时,为观察信号波形,通常将水平偏转板(X方向)接到一周期可调的锯齿波电压发生器(在示波器内)上。在这个电压作用下,光点将沿水平方向重复地做匀速运动。此时若在Y方向加50Hz交流电作待测信号,则光点沿Y方向的运动规律是正弦规律,而水平方向是匀速移动,结果就描绘出一正弦曲线(图3-1)。这个曲线的幅值与输入信号峰值成正比,两同相点间的距离与输入信号的周期成正比,于是就可以通过幅值和同相点间水平距离来确定输入信号的振幅和周期,这就是用示波器观察波形和进行测量的基本原理。

示波器也可以用来进行直流电压的测量,设Y方向未加信号时光迹线位于某个水平位置(X方向加扫描信号),Y方向接入待测直流电压后,光迹线位置即在垂直方向移动一定距离,根据其移动的距离可以算出直流电压的大小。双踪示波器具有两路Y轴信号输入,可以同时测量两路电压信号,并对它们的相位进行比较。

2. 示波器面板各旋钮的作用和使用简述(图3-2)

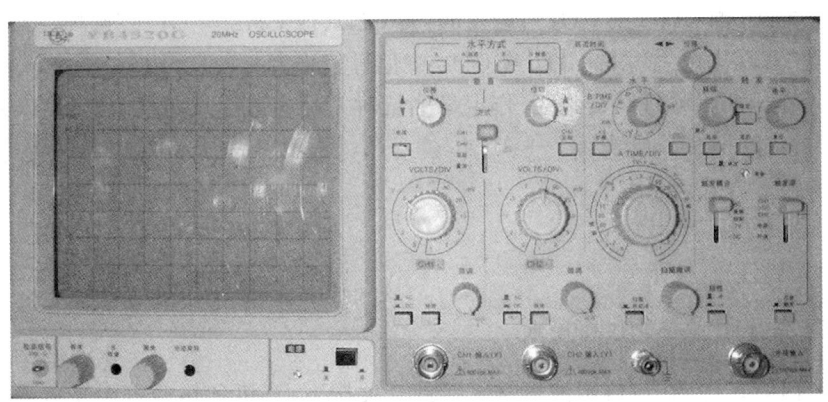

图 3-2 YB4320G 二踪示波器操作面板示意图

1) 示波管系统

按下电源开关,指示灯亮。

(1) "聚焦":聚焦旋钮,使光点成为一个圆点,每次改变辉度后,都要重新调整。

(2) "辉度":辉度控制旋钮,控制光迹的亮度。顺时针旋转时增加亮度;反之,则减弱亮度。光点在屏幕的某一位置停留时间较长时,不宜开得太亮,以免损坏这一部分的荧光材料。

2) Y 轴系统(CH1、CH2)

(1) "Y 位移":垂直位移旋钮(二个),分别对应 CH1、CH2 通道,用以移动光迹在垂直方向的位置,顺时针旋转时向上移动,反之向下移动。

(2) "VOLTS/div":垂直偏转系数开关,从 1mV/div~5V/div 共分十二挡,被测信号的幅值为:垂直显示格数×相应位置的垂直偏转系数(mV/div)。

(3)"DC、AC":Y轴输入的耦合开关,置于"AC"时,被测信号经隔直电容耦合到Y轴放大器,置于"DC"时,则直接输入。当观察具有较高电平的交流小信号时,应置于"AC"位置,欲同时观测交直流信号时,必须置于"DC"位置。

注意:如果使用探极时选择10∶1挡,计算幅值时应再×10。

(4)"接地":使输入信号为零(可用于直流信号测量时,调零电平位置)。

(5)"CH1、CH2输入":被测信号输入到Y轴放大器的输入端口。

3) X轴系统

(1)"X位移":水平位移旋钮,用以移动光迹在水平方向的位置,顺时针方向旋转时,光迹向右移动;反之,向左移动。

(2)"TIME/div":扫描速度控制开关(光点沿X方向移动的速度),从 $0.1\mu s/div$ ~ $0.5s/div$ 共有21挡。如置于 $20\mu s/div$ 挡,则表明光点在X方向移动1div,需时 $20\mu s$。

4) 其他相关开关的位置

(1) 水平方式:通常置A。

(2) 方式:置CH1(或CH2);触发源:置CH1(或CH2与"方式"选择一致);双踪显示时置"双踪",触发源置CH1或CH2中信号较强者。

(3) 各"微调"顺时针旋到底(作定量测量时尤其应该注意,否则会产生误差)。

(4) 释抑:逆时针旋到底。

(5) 触发方式:自动。

(6) X-Y:开(弹出)。

(7) 锁定:开(按下)。

3. 用示波器测量电压和周期

(1) 扫描光迹调节:将示波器输入接地开关按下,开机预热后若无光点或扫描线出现,可进行下列调节:①调节亮度旋钮至中间(或偏大)位置;②检查触发方式是否处于自动;③适当调节垂直、水平"位移"旋钮,使光迹位于屏幕中央;④扫描光迹出现后,调节亮度、聚焦旋钮使光迹清晰,亮度合适。

(2) 交流电压测量:信号发生器输出接入示波器,示波器的"DC、AC"开关置于"AC"位置,将调节"V/div"及"t/div"旋钮调节于适当位置时,示波屏上显示完整的被测波形。若波形的峰-峰值间的垂直距离为Δy,如图3-3所示,假如$\Delta y=2.00\text{div}$,"V/div"指示数为$a=0.5\text{V/div}$,被测电压的峰-峰值就是$U_{峰-峰}=\Delta y\times a=2.00\text{div}\times$

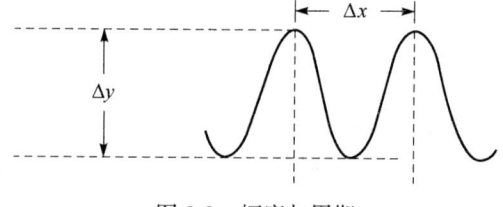

图3-3 幅度与周期

0.5V/div=1.00V。如果被测电压是正弦交流电,则$U_{峰-峰}$和有效值之间的关系为$U_{有效}=U_{峰-峰}/(2\sqrt{2})$(注意:读数时应注意示波器屏幕上最小刻度为0.2,那么读数应该按最小刻度的十等分估读,这样读数的有效数字最末一位为偶数)。

假定波形上两相邻同相点间的距离为Δx,"t/div"挡的指示数为b,则被测信号的周期为$T=\Delta x \cdot b$,频率为$f=1/T=1/(\Delta x \times b)$。

(3) 测量直流电压:"DC、AC"开关置于"DC"位置,t/div置较快值,如$1\mu s/div$,记录下待测直流电压加入前后光迹在Y轴方向的位移值,将这两个位置间距离乘以"V/div"旋钮的指示数即得待测电压值。

【实验仪器】

YB4320G示波器一台、EE1642B1函数信号发生器一台、万用表一只、电池一盒。

【实验步骤】

1. 检查示波器并熟悉其使用方法

(1) 检查示波器面板上旋钮是否完整,各旋钮转动是否灵活。
(2) 将电源插头接至220V、50Hz的电源,打开电源开关,指示灯应发绿光。
(3) 调节扫描光迹。

2. 测量未知电压

(1) 用引线将待测电压(信号发生器输出的正弦波、方波和三角波)先后接到示波器的CH1(或CH2)输入端。
(2) "DC、AC"开关置于"AC"位置。"V/div"开关先置于较大衰减位置,如1V/div挡。"t/div"开关置于"10ms/div"挡。
(3) 打开仪器的电源开关,经调节后可在屏上看到稳定的信号波形,调节"V/div"开关使波形有适当的大小,调节"t/div"开关使波形每周期有适当的间隔(太小了,读数不准确;太大了,易失真,也不准确),读出Y方向信号峰-峰值的距离Δy,相邻二同相点间距离Δx,记录"V/div"挡的指示数a及"t/div"挡的指示数b,求出$U_{峰-峰}$、T及f;对正弦波求出$U_{有效}$(注意:此时3个"微调"应顺时针旋到底;读数时应注意有效位数)。

为提高测量的精度,Δy应适当大些,另外一个周期所对应的Δx如太小,应改变t/div使其有足够的大小,或者测量多个周期的$\Delta x_{总}$,再求得一个周期的Δx和周期T。
(4) 用一电池取代信号源,测定其电压。此时"AC、DC"开关置于"DC"位置。

【实验记录及结果】

测量结束请老师验证方可写实验报告。

表 3-1　实验数据记录表

信　号	测量值					结果				信号源指示频率 f'
	Δy	a	$\Delta x_{总}$	b	周期数	$U_{峰-峰}$	$U_{有效}$	T	f	
单位										
正弦波										
方波								—		
三角波								—		
直流			—		—			—	—	—

【注意事项】

（1）示波器的辉度不宜开得太大，光迹也不应长时间停留在荧光屏一点上。在旋转各旋钮时不要用力过猛。

（2）电源切勿短路。

【思考题】

（1）为什么增大 Δy 和多量几个周期，可以减少电压和周期的测量误差？

（2）为什么测直流信号时"AC、DC"开关置"DC"挡，而测交流小信号时置"AC"挡？

实验 4 电 势 差 计

【实验目的】

(1) 掌握补偿原理。
(2) 学会用电势差计测电池电动势的方法。

【实验原理】

电源电动势在数值上等于电源开路时的路端电压。而后者无法直接用电压表(或万用表)准确测量,因为测量时电源本身已经被电表接通。如图 4-1(a)所示,其中 r_0 为电池的内电阻,R_V 为电压表的内电阻,由于 r_0 上存在压降,测得的电压将低于电源电动势。

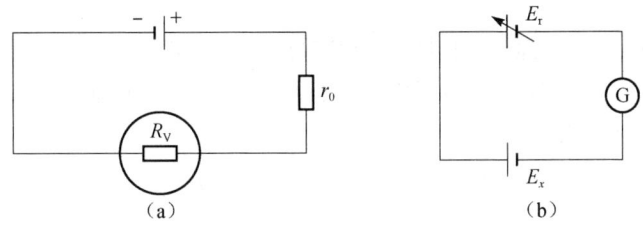

图 4-1 测量补偿原理图

如果将待测电池、标准可变电源 E_r 和检流计连接成如图 4-1(b)所示的电路,当检流计(G)指示为零时,表示回路中无电流通过,即回路中两电源电动势大小相等、方向相反,电路达到补偿,通常称其为补偿原理。电势差计就是利用补偿原理来测量电动势或电势差的。

取一根均匀的长电阻丝 AB,与电动势为 E_r 的标准电池及待测电池(电动势设为 E_x),连接成图 4-2 所示电路,图中 G 为检流计,R 为可变电阻,其作用是调节流过检流计的电流,对 G 起保护作用。在这个电路中将开关 K_1 合上时 AB 中即有电流通过,因而在电阻丝 AB 上建立起电势差。A 点电势最高,向 B 方向逐渐降低,B 点电势最低。因为 AB 是均匀的,因此电势在 AB 上随着离开 A 点的距离 l 的变化也是均匀的。和检流计一端相连的是一活动端 C,可以在 AB 上移动。如果将 K_2 拨向标准电池 E_r,则在接有 G 的回路里有两个电压同时作用:一个是 E_r,一个是 AC 两端的电势差,两个电压极性正好相反。流过检流计的电流就取决于 U_{AC} 和 E_r 的差,如果我们移动 C 点的位置(即改变 A、C 两端的电势差),使 G 的读数为零,则这时 AC

两点电势差 U_{AC} 就等于 E_r；而 U_{AC} 与这时 C 点到 A 点的距离 l_1 成正比，则

$$E_r = U_{AC_1} = IR_{AC_1} = I\rho l_1/S$$

式中，ρ 和 S 分别为电阻丝 AB 的电阻率和截面积，I 为流过电阻丝 $AC(AB)$ 的电流值。

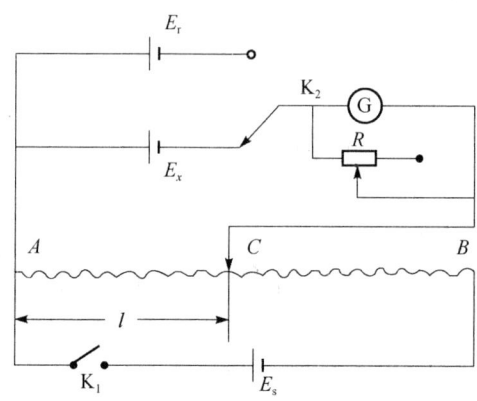

图 4-2　电位差计电路接线图

接下来将 K_2 拨向待测电池 E_x，这时流过 G 的电流由 E_x 和 U_{AC} 的差值决定，调节触点 C 的位置，使表 G 的读数再次为零(设此时 C 点与 A 点的距离为 l_2)，则这时 U_{AC} 与 E_x 相等，因此有

$$E_x = U_{AC_2} = IR_{AC_2} = I\rho l_2/S$$

将上式与 E_r 的表示式相比较，可得

$$\frac{E_x}{E_r} = \frac{l_2}{l_1}, \quad E_x = \frac{l_2}{l_1}E_r$$

这样，我们只要测量长度 l_1 和 l_2，就可以根据已知的电动势值 E_r 准确地求出待测电池的电动势 E_x。由直线电阻构成的这种仪器称为电势差计。为了提高测量的准确性，电阻丝 AB 应加工得很均匀，检流计要很灵敏。这就是各种精密电势差计的测量原理。

【实验仪器】

标准电池、待测电池、开关、检流计、电源、可变电阻、直线式电势差计及导线等。

【实验步骤】

(1) 连接线路如图 4-2 所示。将电源 E_s 的输出电压调为 3V；将 R 调至较小电阻位置(可变电阻 R 起分流保护作用，当 U_{AC} 与被平衡电压(E_x、E_r)相差太大时，流过检流计的电流太大，为保护检流计 R 的电阻应调小些，但当电流较小时，为了提高灵敏度，应使电流大部分流过检流计，须增大可变电阻 R 的阻值)。

（2）将 K_2 拨向 E_r，闭合 K_1，将 R 置于比较小的值；改变 C 点位置，使检流计读数为零；再增大 R，调节 C 的位置，再使检流计读数为零；继续增大 R 的值直至最大时，检流计读数仍被调为零，记下此时 C 点到 A 点的距离 l_1（注意：①移动 C 时，要放开电键，以免损坏电阻丝；②可变电阻 R 可取最小、中间值、最大三个典型值）。

（3）将 K_2 拨向 E_x，重复步骤（2），测出检流计读数为零时的 C 点离 A 点的距离 l_2。

（4）重复步骤（2）、（3），各测量五次 l_1 和 l_2，然后取平均值，并算出 Δl_1 和 Δl_2。

（5）求出 $\overline{E_x}$ 及 ΔE_x。

【实验记录及结果】

表 4-1　实验数据记录表

E_r（标准）=_____V

次 数	1	2	3	4	5	6	$\bar{l}$/mm	Δl/mm
l_1/mm								
l_2/mm								

$$\overline{E_x} = \underline{\qquad}, \quad \Delta E_x = \underline{\qquad}$$
$$E_x = \overline{E_x} \pm \Delta E_x = \underline{\qquad}$$

【思考题】

（1）工作电源的电动势 E_s 比待测电动势 E_x 小时能否测量？

（2）E_s 或 E_r 的极性接反时能否平衡，为什么？

（3）如果 E_s 或 E_x、E_r 有一个断路，那么会产生什么现象？

实验 5 RLC 串联电路交流电压的测量

【实验目的】

(1) 测量交流电压。

(2) 验证 RLC 串联电路的矢量关系。

【实验原理】

将 R、L、C 接入图 5-1 所示的线路。变压器输入为 220V 市电,输出是 15V。合上开关 K 后,R、L、C 中即有电流流过,在 R、L、C 两端就建立起一定的电压。如果我们用交流电压表依次测量 L、C、R 两端的电压并分别以 U_L、U_C、U_R 表示测量到的数值,我们将发现电压的代数和并不等于 AD 两端的电压,而要比 AD 两端的电压 U_{AD} 大(即大于变压器次级电压 15V),即 $U_L + U_C + U_R > U_{AD}$。

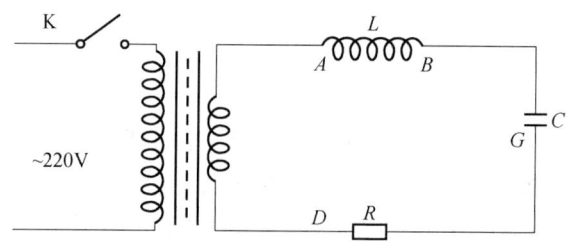

图 5-1 RLC 串联电路图

这表明在交流电路中,串联电路的总电压并不简单地等于分电压的代数和。为什么会出现这种情况呢?这是因为电压 U_L、U_C、U_R 之间有相位差。U_L 比 U_R 超前 $\pi/2$,而 U_C 比 U_R 滞后 $\pi/2$[①],因此为了求出 U_L、U_C、U_R 三者之和(即 U_{AD}),必须用矢量加法(平行四边形法则),如图 5-2(a)所示。又由于所给的线圈不是纯电感,它含有电阻 R',应视为电阻 R' 与线圈电感 L' 的串联,所以总的矢量和应如图 5-2(b)所示。

---

① $i = I_m \sin\omega t$

$U_R = iR = I_m R \sin\omega t$

$U_L = L\dfrac{di}{dt} = \omega L I_m \cos\omega t = \omega L I_m \sin\left(\omega t + \dfrac{\pi}{2}\right)$

$U_C = \dfrac{1}{C}\int i\,dt = \dfrac{I_m}{\omega C}\int \sin\omega t\,d\omega t = -\dfrac{I_m}{\omega C}\cos\omega t = \dfrac{I_m}{\omega C}\sin\left(\omega t - \dfrac{\pi}{2}\right)$

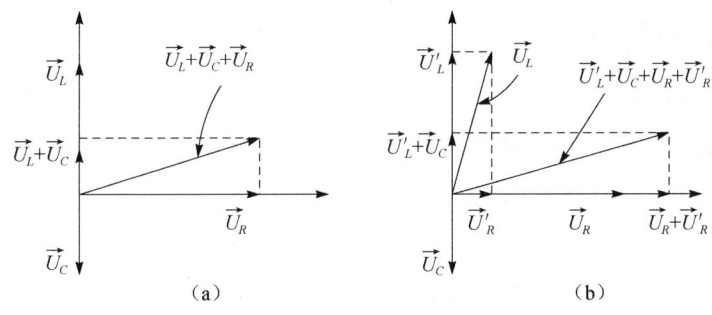

图 5-2　交流电压矢量加法图

本实验要求用电压表分别测得各元件上的交流压降,而后按矢量加法计算 U_{AD},再作出过程矢量图。将求得的 U_{AD} 与电压表测得 U_{AD} 进行比较,从而验证 RLC 串联电路的矢量关系(注意:电压表的使用见附录 A)。

【实验仪器】

变压器、交流电压表(万用表)、电感、电容、电阻各一只。

【实验步骤】

(1) 用万用表测量 R、R' 的数值。
(2) 连接线路如图 5-1 所示。
(3) 用交流电压表分别测量电阻、电容、电感线圈上的电压和 AD 两端的电压。
(4) 由各分电压计算其矢量和,算出电压 U_{AD}。
(5) 由各分电压数值用矢量图方法求出 U_{AD}(从图上量出 U_{AD} 并按比例关系折算出 U_{AD} 的数值)。
(6) 将测量的 U_{AD}、计算的 U_{AD}、作图的 U_{AD} 几个数值进行比较,从而验证 RLC 串联电路中电压的矢量关系。

【实验记录及结果】

表 5-1　实验数据记录表

$R=$ ___ , $R'=$ ___ (即电感线圈电阻)

参量平均/V	次数				
	1	2	3	4	5
U_{AB}/V					
U_{BG}/V					
U_{GD}/V					
U_{AD}/V					

(1) 计算 $I = \dfrac{U_{GD}}{R} = $ ___。

(2) 计算 $U_{R'} = IR' = $ ___。　　　　($U_{R'}$ 为电感线圈的电阻上压降)。

(3) 计算 $U_{L'} = \sqrt{U_{AB}^2 - (U_{R'})^2} = $ ___。　　　　($U_{L'}$ 为电感线圈中纯电感压降)。

(4) 计算 $U_{AD} = \sqrt{(U_{L'} - U_{BG})^2 + (U_{GD} + U_{R'})^2} = $ ___。

(5) 计算 $\varphi_1 = L(U_{AD}, I) = \arctan[(U_{L'} - U_{BG})/(U_{GD} + U_{R'})] = $ ___。

(6) 计算 $\eta_1 = \dfrac{|U_{AD测} - U_{AD}|}{U_{AD测}} \times 100\%$。

(7) 计算 $\eta_2 = \dfrac{|U_{AD测} - U_{AD图}|}{U_{AD测}} \times 100\%$。

【思考题】

如果将线路接成图 5-3 所示的线路,试问这时电压 U_L 和电压 U_R 之间有没有相位差?这个相位差如何通过测量电压把它求出来?请画出矢量图。

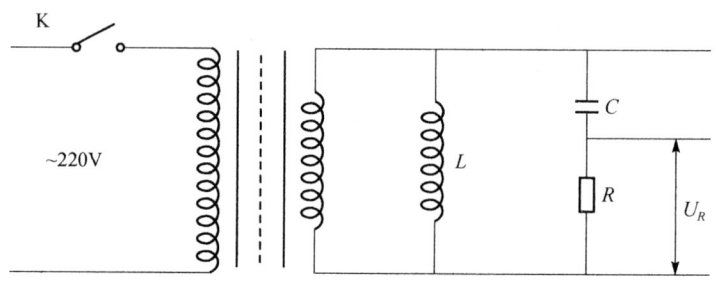

图 5-3　U_L 和 U_R 位相差测量图

提示:由于 U_L 和 U_{RC} 相并联,U_L 和 U_{RC} 大小相等相位相同,因此 $U_L = U_{RC}$。

实验6 半导体热敏电阻温度的测量

【实验目的】

(1) 掌握半导体热敏电阻测温度方法。
(2) 了解不平衡电桥的工作原理。

【实验原理】

有些半导体元件的电阻值对温度的变化非常敏感,其特性如图 6-1 所示,半导体的这种特性称为热敏特性,而这种半导体就称为热敏电阻元件。

热敏电阻在工农业生产、科研以及医学等方面都有广泛的应用。本实验利用半导体热敏电阻测温度,是其中的一例,它的测量线路示于图 6-2 中。

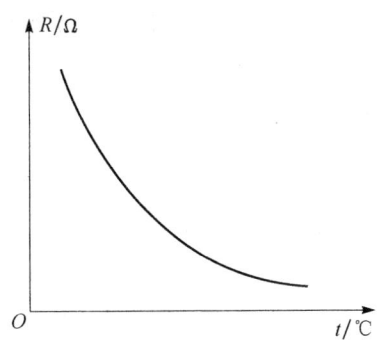

图 6-1 电阻值与温度特性图

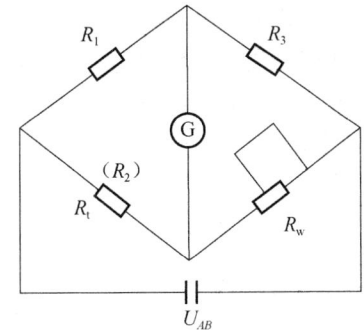

图 6-2 电桥电路图

图 6-2 中 R_1、R_3、$R_4(R_w)$ 和 R_2 (R_t 为热敏电阻)构成不平衡电桥的四个臂。当 R_t 处在温度为 t_1 的环境中,而且 $R_1 R_w = R_3 R_t$ 时,电桥处于平衡状态,桥路中微安表通过的电流为零;此时若将热敏电阻 R_t(温度探头)置入温度为 t_2($t_1 \neq t_2$)的环境中,则电桥失衡,微安表中将有电流 I_g 通过。电流 I_g 的大小与 R_t 有关,因而与温度 t 有关。如果将加在电桥上的工作电压固定,将失衡电流的数值转换成对应的温度值,该装置就成为热敏电阻温度计,医学上常用的半导体温度计就是根据这个原理设计而成的。

图 6-2 中 R_t 为热敏电阻,R_w 为调平衡电位器,其取值对应于 R_t 在测温下限(t_1 ℃)时的电阻值。U_{AB} 为电源提供的工作电压,U_{AB} 越高,仪器灵敏度越高,流过 R_t 电流越大(实验中限定 $U_{AB} < 5V$),实际电路中常取 $R_1 = R_3$,微安表的内阻为 R_g,经推导得

$$I_g = \frac{(R_t - R_w)U_{AB}}{R_1(R_t + R_w) + 2R_t R_w + 2R_g(R_t + R_w)}$$

【实验仪器】

直流稳压源、非平衡电桥测温仪、烧杯两个(或保温杯一个、烧杯一个)、铜基热敏电阻一只、温度计一只。

【实验步骤】

(1) 将稳压电源的输出调节在 2V 左右(注意:某些稳压电源必须先将输出电流旋钮略为打开,才会显示输出电压)后,才能接入实验电路。

(2) 按原理图接线(电源极性不要接错,经教师检查无误方可继续实验)。

(3) 调"零"及灵敏度,作电流-温度(I_g-t)曲线:

① 在室温下调零:将探头置于室内空气中,待热平衡(数分钟)后,调节调平衡电位器 R_W 使电桥平衡($I_g=0.0\mu A$),记录下此时对应的室温 t_1(或将热敏探头置于冰水混合物中 5min 后,调 R_W 使电桥平衡($I_g=0.0\mu A$),此时记录值对应于 0.0℃)。

② 将探头置于热水中,热平衡(5min)后调节电源的输出电压(此时不能调节 R_W,实验中限定 $U_{AB}<5V$),使 $I_g=100.0\mu A$,测取并记录此时的水温 t_2(或将热敏探头置于 100℃热水中 5min 后,调节电源电压使 $I_g=100.0\mu A$,此时 I_g 与被测温度相对应);用步骤①、②所得的两点数据作 I_g-t 直线。

(4) 温度测量:将适量冷水缓慢加入杯中,使水温降至 60.0℃ 左右开始记录读数(同时读取温度计温度和电桥检流计电流读数),此后缓慢注入冷水。每隔 5.0℃ 左右作一次记录至 30.0℃。每次读数均应在热平衡后进行。

(5) 据 I_g 读数,由 I_g-t 曲线查出与 I_g 相对应的温度值记录于表 6-1 中。

【实验记录及结果】

(1) 数据记录。

表 6-1 实验数据记录表

$I_g=0.0\mu A$, $t_1=$____ ; $I_g=100.0\mu A$, $t_2=$____

n	1	2	3	4	5	6	7	8
温度计读数								
$I_g/\mu A$								
I_g 对应温度								

注:"I_g 对应温度"从 I_g-t 曲线上读取。

(2) 比较温度计读数与由 I_g-t 曲线查出相应温度值,对结果进行讨论。

【思考题】

实验过程中可否随意更换热敏电阻探头而不影响测量?

实验 7 霍尔效应

【实验目的】

(1) 了解霍尔效应实验原理以及有关霍尔器件对材料要求的知识。

(2) 学习用"对称测量法"消除负效应的影响,测量试样的 U_H-I_s 和 U_H-I_M 曲线。

【实验原理】

霍尔效应从本质上讲是运动的带电粒子在磁场中受洛伦兹力作用而引起的偏转。当带电粒子(电子或空穴)被约束在固体材料中,这种偏转就导致在垂直电流和磁场的方向上产生正负电荷的聚积,从而形成附加的横向电场,即霍尔电场。对于图 7-1(a)所示的 n 型半导体试样,若在 x 方向通以电流 I_s,在 z 方向加磁场 B,试样中载流子(电子)将受洛伦兹力

$$F_B = e\bar{v}B \tag{7-1}$$

则在 y 方向即试样 A、A' 电极两侧就开始聚积异号电荷而产生相应的附加电场——霍尔电场。

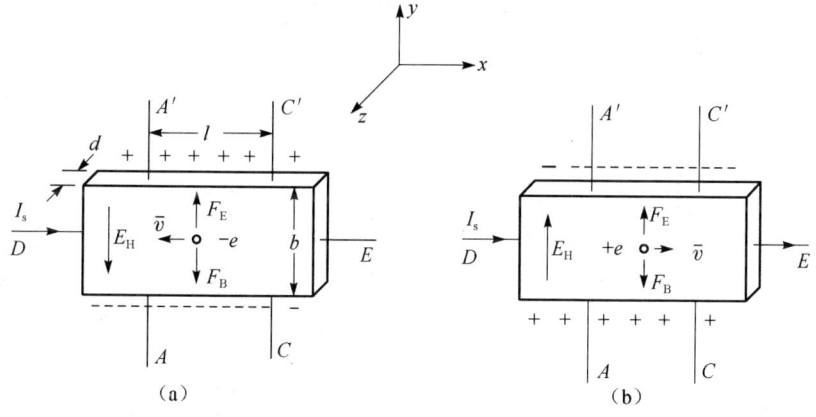

图 7-1 样品示意图

显然,该电场是阻止载流子继续向侧面偏移,当载流子所受的横向电场力 eE_H 与洛伦兹力 evB 相等时,样品两侧电荷的积累就达到平衡,故有

$$eE_H = e\bar{v}B \tag{7-2}$$

式中,E_H 为霍尔电场,$\bar{v}$ 为载流子在电流方向上的平均漂移速度。

设试样的宽为 b,厚度为 d,载流子浓度为 n,则

$$I_s = ne\bar{v}bd \qquad (7\text{-}3)$$

由式(7-2)、式(7-3)可得

$$U_H = E_H b = \frac{1}{ne}\frac{I_s B}{d} = R_H \frac{I_s B}{d} \qquad (7\text{-}4)$$

即霍尔电压 U_H(A、A'电极之间的电压)与 $I_s B$ 乘积成正比,与试样厚度成反比。比例系数 $R_H = \dfrac{1}{ne}$ 称为霍尔系数,它是反映材料霍尔效应强弱的重要参数,只要测出 $U_H(\text{V})$ 以及知道 $I_s(\text{A})$、$B(\text{Gs})$ 和 $d(\text{cm})$ 可按下式计算 $R_H(\text{cm}^3/\text{C})$

$$R_H = \frac{U_H d}{I_s B} \times 10^8 \qquad (7\text{-}5)$$

式(7-5)中的 10^8 是由于磁感应强度 B 用电磁单位(高斯)而其他各量均采用 C.G.S 实用单位而引入。

【实验仪器】

霍尔实验组合仪。

【实验步骤】

按图 7-2 连接测试仪和实验仪之间相应的 I_s、U_H 和 I_M 各组连线,I_s 及 I_M 换向开关投向上方,表明 I_s 及 I_M 均为正值(即 I_s 沿 x 方向,B 沿 z 方向),反之为负值。U_H、U_O 切换开关投向上方测 U_H,投向下方测 U_O(样品各电极及线包引线与对应的双刀开关之间连线已由制造厂家连接好)。

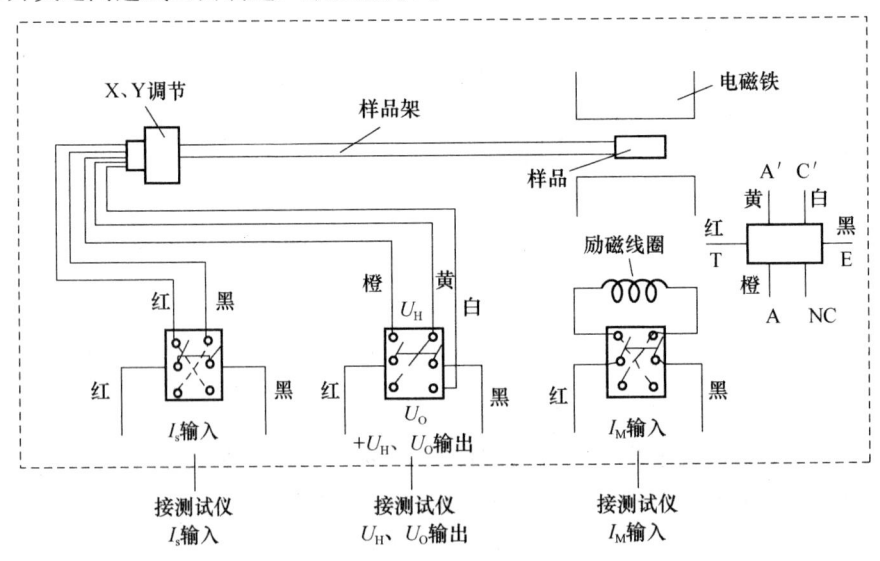

图 7-2 实验仪接线图

注意:严禁将测试仪的励磁电源"I_M 输出"误接到实验仪的"I_s 输入"或"U_H、U_O 输出"处,否则一旦通电,霍尔器件即遭损坏!

为了准确测量,应先对测试仪进行调零,即将测试仪的"I_s 调节"和"I_M 调节"旋钮均置零位,待开机数分钟后若 U_H 显示不为零,可通过面板左下方小孔的"调零"电位器实现调零,即"0.00"。

【使用说明】

(1) 测试仪的供电电源为～220V、50Hz,电流进线为单相三线。

(2) 电源插座和电源开关均安装在机箱背面,保险丝为0.5A,置于电源插座内。

(3) 样品各电极及线包引线与对应的双刀换接开关之间连线(已由厂家连接好)见实验仪上图示说明。

(4) 测试仪面板上的"I_s 输出"、"I_M 输出"和"U_H、U_O 输入"三对接线柱应分别与实验仪上的三对相应的接线柱正确连接。

(5) 仪器开机前应将 I_s、I_M 调节旋钮逆时针方向旋到底,使其输出电流趋于最小状态,然后再开机。

(6) "U_H、U_O"切换开关应始终保持闭合状态。

(7) 仪器接通电源后,预热数分钟即可进行实验。

(8) "I_s 调节"和"I_M 调节"分别用来控制样品工作电流和励磁电流的大小,其电流随旋钮顺时针方向转动而增加,细心操作,调节的精度分别可达 10μA 和 1mA。I_s 和 I_M 读数可通过"测量选择"按键来实现。按键测 I_M,放键测 I_s。

(9) 关机前,应将"I_s 调节"和"I_M 调节"旋钮逆时针方向旋到底,使其输出电流趋于零,然后才可切断电源。

【实验记录及结果】

(1) 测绘 U_H-I_s 曲线。将实验仪的"U_H、U_O"切换开关投向 U_H 侧,测试仪的"功能切换"置 U_H。保持 I_M 值不变(取 $I_M=0.6$A),测绘 U_H-I_s 曲线,记入表7-1中。I_s 取值:1.00～4.00mA。

表 7-1 实验数据记录表

$I_M=0.600$A

I_s/mA	U_1/mV $+I_s,+B$	U_2/mV $+I_s,-B$	U_3/mV $-I_s,-B$	U_4/mV $-I_s,+B$	$U_H=\dfrac{U_1-U_2+U_3-U_4}{4}$/mV
1.00					
1.50					
2.00					
2.50					
3.00					
4.00					

(2) 测绘 U_H-I_M 曲线。实验仪及测试仪各开关位置同上。

保持 I_s 值不变（取 I_s=3.00mA），测绘 U_H-I_M 曲线，记入表 7-2 中。I_M 取值 0.300~0.800A。

表 7-2 实验数据记录表

I_s=3.00mA

I_M/A	U_1/mV $+I_s$、$+B$	U_2/mV $+I_s$、$-B$	U_3/mV $-I_s$、$-B$	U_4/mV $-I_s$、$+B$	$U_H = \dfrac{U_1-U_2+U_3-U_4}{4}$/mV
0.300					
0.400					
0.500					
0.600					
0.700					
0.800					

(3) 作出 U_H-I_s 曲线图，从图上求出斜率。

(4) 求样品的 $|R_H|$ 值。B 的大小与 I_M 的关系由厂家给定并标明在线包上，即式(7-5)中的 B 值应由线包上标明的数值与 I_M 的乘积得到。样品材料为 n 型半导体硅单晶片，样品的几何尺寸为

厚度 $d=0.05$cm， 宽度 $b=4.0$mm， A、C 电极间距 $l=3.0$mm

$B = K \times I_M \times 10^3$G （$K$ 为线包上标明的数值）

实验 8　振动体频率的测量

【实验目的】

(1) 掌握一种测量振动体频率的方法。
(2) 了解光电传感器的应用。
(3) 掌握用示波器测量时间(或频率)的方法。

【实验原理】

振动现象是自然界普遍存在的一种物理现象,这种现象的一个特征是它的振动频率,譬如一个钟摆,其振动的规律性可以由振动一次的时间(周期)来表示;不同的振动各有其特征频率,所以振动体频率的测量十分重要。

当振动体振动频率比较低且振幅比较大时,它的频率可以直接用秒表测量,譬如测量一个摆长为 1m 的摆的振动频率,我们可以测量它摆动 10 次或者 100 次所需的时间,用测得的时间去除摆动的次数,就得到频率。但是当频率很高时,由于视觉滞留效应,不能区分出每次的振动,因此就不能用上述的办法。当振幅很小时,我们也会遇到类似的困难,所以对于这种振动必须想办法先把机械振动变换成其他量的变化,再来测量。这里介绍一种利用光电转换的测量方法。

(1) 光敏三极管:光敏三极管是一种高灵敏度元件,它的结构和普通三极管一样,具有两个 pn 结,但它的基极没有引线引出,而是靠光照激发电子-空穴来产生电流,如图 8-1(a)所示。在电路中的符号[图 8-1(b)],使用时将 c 极接正电位,e 极接负电位,当没有光照射在基极上时,它呈现很高的电阻,因此流过的电流很小(称为暗电流,对于硅光敏三极管,暗电流通常 10^{-6}A 以下),当有光照射在基极上时,它的电阻就迅速下降,假使我们将它接成图 8-1(c)的电路,它的作用就相当于一个光开关;当没有光照时,它的电阻很大,相当于电路断路,在电阻 R 上没有电压。当有光照时,它的电阻很小,相当于电路接通,于是在电阻 R 上就出现电压。

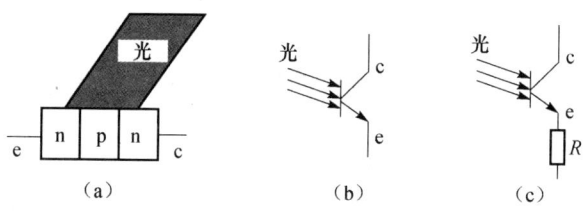

图 8-1　光敏三极管示意图

(2) 电振音叉：电振音叉的结构如图 8-2 所示。音叉中装一电磁铁，并在一个叉枝的外侧装有断续接触器。当接上电源后，若调节断续器接触点螺丝，使它和音叉上的弹簧片相接触，则电磁铁由于其励磁线圈中通有电流，产生磁场而吸引两叉臂，其结果是弹簧片和接触螺丝脱开，线圈中电流中断，磁场消失，叉臂回弹，又接通了电路，这样重复下去，即在励磁线圈中形成断续通电，致使电磁铁产生间断吸力，驱使音叉做长期振动，适当调节螺丝的位置，可使音叉有较大的振幅。当叉端摆幅约达 1.5mm 时，可将螺帽固紧，使螺丝不松动。本音叉所用的电源为 4～6V 直流电。

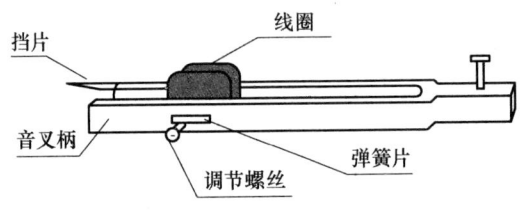

图 8-2　电振音叉结构图

(3) 光电转换法测量电振音叉振动频率的装置：整个实验装置如图 8-3 所示。在音叉的一个臂上装一挡片，使它刚好遮住小灯泡经透镜聚焦在光敏三极管上的光点，当音叉振动时，挡片来回运动，于是在电阻上就得到一个交变电压，其频率和音叉振动频率一致。测定这个交变电压的频率，也就测出了音叉振动的频率。

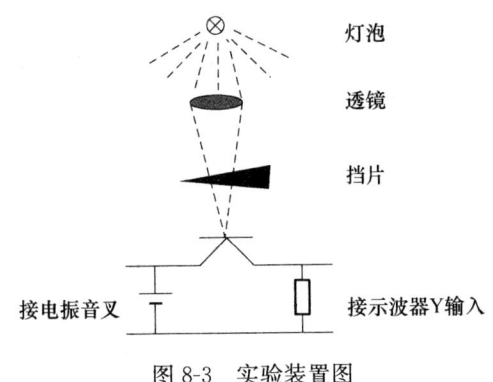

图 8-3　实验装置图

本实验用示波器测量变化频率，其方法请参考示波器实验。

【实验仪器】

示波器一台、电振音叉一个、光敏三极管及光源各一只、电池一盒。

【实验步骤】

(1) 按图 8-3 接线，松开音叉断续器的调节螺丝，使之不与弹簧片接触。

(2) 调节照明灯、挡片和光敏三极管的位置，使光正好聚焦在光敏三极管上，而挡片在音叉不振动时正好挡住光的边缘。

(3) 调节音叉断续器螺丝,使音叉振动,并有较大的振幅,将螺帽紧固,使螺丝不松动。

(4) 调节示波器,得到稳定的适当大小的波形。

(5) 读出两个相邻同相点间的距离 Δx,记下"t/cm"挡的指示数 b,计算音叉的频率。

(6) 实验完毕,拆下接线,整理好仪器。

【实验记录及结果】

(1) 示波器"t/cm"挡的指示数 $b=$ ____。

(2) 两相邻同相点的 $\Delta x=$ ____。

(3) 音叉的频率 $f=$ ____。

【思考题】

(1) 光敏三极管起何作用?

(2) 为什么将光聚焦在光敏三极管上,而不是聚焦在挡片上?

实验 9 固定均匀弦振动频率的测定

【实验目的】

(1) 观察弦上驻波并研究其性质。
(2) 了解弦振动的规律,并测定其频率。

【实验原理】

设一均匀弦线,一端由劈尖 A 支住,另一端由劈尖 B 支撑。对均匀弦线扰动,引起弦线上质点的振动,于是波动就由 A 端向 B 端方向传播,称为入射波;再由 B 端反射沿弦线朝 A 端传播,称为反射波。入射波与反射波在同一条弦线上沿相反方向传播时将相互干涉,移动劈尖 B 到适合位置,弦线上形成驻波。这时,弦线上的波被分成几段且每段波两端的点始终静止不动,这些始终静止的点称为波节,振幅最大的点就称为波腹。驻波的形成如图 9-1 所示。

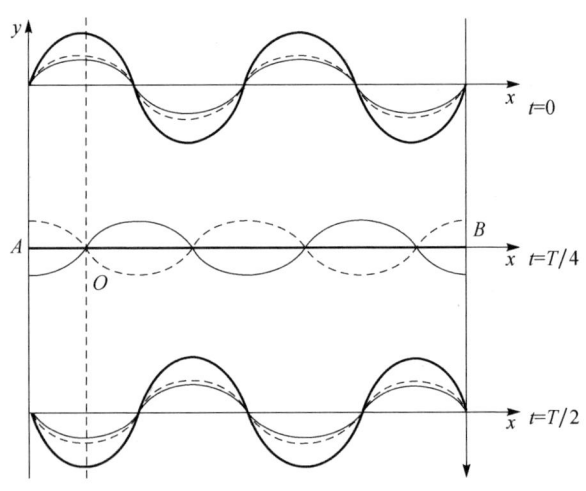

图 9-1 驻波示意图

设图中的两列波是沿 x 轴相向方向传播的振幅相等、频率相同的简谐波。向右传播的用细实线表示,向左传播的用细虚线表示,它们的合成驻波用粗实线表示。由图可见,两个波腹间的距离等于半个波长,这可从波动方程推导出来。

下面用简谐波表达式对驻波进行定量描述。设沿 x 轴正方向传播的波为入射波,沿 x 轴负方向传播的波为反射波,取它们振动位相始终相同的点作坐标原点,且

在 $x=0$ 处，振动质点向上达最大位移时开始计时，则它们的波动方程为

$$y_1 = A\cos 2\pi \left(ft - \frac{x}{\lambda}\right)$$

$$y_2 = A\cos 2\pi \left(ft + \frac{x}{\lambda}\right)$$

式中，A 为简谐波的振幅，f 为频率，λ 为波长，x 为弦线上质点的坐标位置。

两波叠加后的合成波为驻波，其方程为

$$y_1 + y_2 = 2A\cos 2\pi \left(\frac{x}{\lambda}\right)\cos 2\pi ft \tag{9-1}$$

由此可见，入射波与反射波合成后，弦上各点都在以同一频率做简谐振动，它们的振幅为 $\left|2A\cos 2\pi \left(\frac{x}{\lambda}\right)\right|$，即驻波的振幅与时间 t 无关，只与质点的位置 x 有关。

由于波节处振幅为零，即 $\left|\cos 2\pi \left(\frac{x}{\lambda}\right)\right|=0$

$$2\pi \frac{x}{\lambda} = (2k+1)\frac{\pi}{2}, \quad k=0,1,2,3,\cdots$$

可得波节的位置为

$$x = (2k+1)\frac{\lambda}{4} \tag{9-2}$$

而相邻两波之间的距离为

$$x_{k+1} - x_k = \frac{\lambda}{2} \tag{9-3}$$

又因为波腹处的质点振幅最大，即

$$\left|\cos 2\pi \left(\frac{x}{\lambda}\right)\right| = 1$$

$$2\pi \frac{x}{\lambda} = k\pi, \quad k=0,1,2,3,\cdots$$

可得波腹的位置为

$$x = \frac{k\lambda}{2} \tag{9-4}$$

这样，相邻波腹间的距离也是半个波长。因此，在驻波实验中，只要测得相邻两波节或相邻两波腹间的距离，就能确定该波的波长。

在实验中，由于弦的两端 AB 是固定的，故两端点称为波节，所以，只有当弦线的两个固定端之间的距离（弦长）等于半波长的整数倍时，才能形成驻波，这就是均匀弦振动产生驻波的条件，其数学表达式为

$$L = n\frac{\lambda}{2}, \quad n = 1,2,3,\cdots$$

由此可得沿弦线传播的横波波长为

$$\lambda = \frac{2L}{n} \tag{9-5}$$

式中,n 为弦线上驻波的段数,即半波数。

根据波动理论,弦线中横波的传播速度为

$$v = \sqrt{\frac{T}{\rho}} \tag{9-6}$$

式中,T 为弦线中的张力,ρ 为弦线单位长度的质量,即线密度。

根据波速、频率及波长的普遍关系式 $v = f\lambda$,将式(9-5)代入可得

$$v = \frac{2fL}{n} \tag{9-7}$$

再由式(9-6)、式(9-7)可得

$$f = \frac{n}{2L}\sqrt{\frac{T}{\rho}}, \quad n = 1,2,3,\cdots \tag{9-8}$$

由式(9-8)可知,当给定 T、ρ、L,频率 f 只有满足该式关系才能在弦线上形成驻波。同理,当用外力(如流过金属弦线上的交变电流在磁场中受到交变安培力的作用)去驱动弦振动时,外力的频率必须与这些频率一致,才会促使弦振动的传播形成驻波。

【实验仪器】

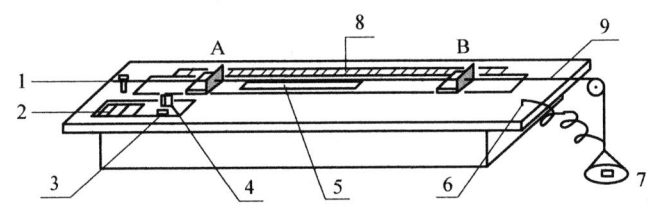

图 9-2 实验装置图

1、6. 香蕉插座(接弦线);2. 频率显示;3. 电源开关;4. 频率调节旋钮;5. 磁钢;
7. 砝码盘;8. 米尺;9. 弦线;A、B. 两劈尖(滑块)

【实验步骤】

实验装置如图 9-2 所示。实验时在 1 和 6 间接上弦线(6 与 7 之间的弦线应处于松弛状态),将电源接通。这样,在磁场的作用下,通过正弦交变电流的弦线就会振

动。根据需要,可以调节频率调节旋钮,从显示器上读出所需频率。移动磁铁的位置,使弦振动调整到最佳状态(使弦振动的振动面与磁场方向完全垂直)。移动劈尖的位置,可以改变弦长。

(1) 测定弦线的线密度。选取频率 $f=50\mathrm{Hz}$,张力 T 由 30g 砝码挂在弦线的一端产生。调节劈尖 A、B 之间的距离,使弦线出现单段($n=1$),重复测两次,并记录相应的弦长 L_i,由式(9-8)算出 ρ_i,求平均值 $\bar{\rho}$。

(2) 在频率一定的条件下,改变张力 T 的大小,测量弦线上横波的传播速度 v。

(3) 根据式(9-8)在其他参数已知的条件下测弦振动的频率 f。

【注意事项】

(1) 改变挂在弦线一端的砝码后,要使砝码稳定后再测量。

(2) 在移动劈尖调整驻波时,磁铁应在两劈尖之间,且不能处于波节位置,要等波形稳定后再记录。

【实验记录及结果】

表 9-1 实验数据记录表

$\bar{\rho}=$ ____, $f_{标准}=$ ____

次　　数	第一次	第二次	第三次
驻波段数 n	1	1	1
砝码及盘的质量/kg			
弦线张力 $T=mg$/N			
弦 AB 的长度 L/m	$L_1'=$ $L_1''=$ $L_1=$	$L_2'=$ $L_2''=$ $L_2=$	$L_3'=$ $L_3''=$ $L_3=$
传播速度 v/(m/s)			
振动频率 f/Hz			

$$\bar{f}=(f_1+f_2+f_3)/3=\underline{\quad}, \quad \bar{v}=(v_1+v_2+v_3)/3=\underline{\quad}$$
$$\Delta f=\underline{\quad}, \quad f=\bar{f}\pm\Delta f=\underline{\quad}$$

【思考题】

(1) 测量弦线长度时能否先在弦上节点处作好标记,然后待振动停止了再量长度?

(2) 能否找出几个引起本实验误差的原因?

实验 10　交流电桥测量阻抗

【实验目的】

(1) 了解交流电桥原理。
(2) 掌握交流电桥平衡的调节方法。

【实验原理】

直流电桥是测量电阻的基本方法之一。但在医学及工业上,常遇到要测量交流阻抗,譬如电容和电阻的并联或串联的等效阻抗。这时不能用直流电桥,而需用交流电桥来测量。交流电桥的基本结构和直流电桥一样,也是由四个桥臂构成,如图 10-1 所示。

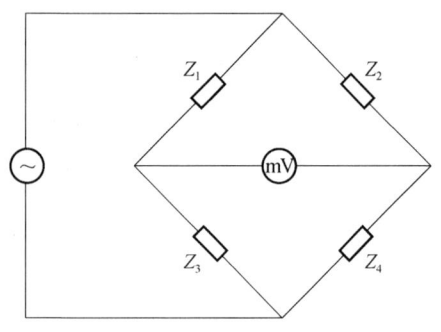

图 10-1　交流电桥原理图

但这里的 $Z_1 \sim Z_4$ 是交流阻抗,不是纯电阻,所加的电源是交流电源～,指示器⑩则是示波器或晶体管毫伏表等。

交流电桥平衡时(没有电流流过指示器,指示器两端电压为零)符合平衡条件:

$$\frac{Z_1}{Z_3} = \frac{Z_2}{Z_4} \quad \text{或} \quad Z_1 Z_4 = Z_2 Z_3 \tag{10-1}$$

这个条件和直流电桥的平衡条件类似,但因 $Z_1 \sim Z_4$ 均是复数,因此式(10-1)实际上包含着两个条件:$Z_1 Z_4$ 的幅值和 $Z_2 Z_3$ 的幅值相等,$Z_1 Z_4$ 的相位和 $Z_2 Z_3$ 的相位相等,或者 $Z_1 Z_4$ 的实数部分和 $Z_2 Z_3$ 的实数部分相等,$Z_1 Z_4$ 的虚数部分和 $Z_2 Z_3$ 的虚数部分相等这样两个平衡条件。既然平衡条件有两个,要使交流电桥平衡就必须调节两个不同的元件,不像直流电桥,只要调节一个电阻就可达到平衡。

交流电桥的四个桥臂也不是任意搭配都可以达到平衡的,如当 $Z_1 Z_4$ 都是纯电阻,即都是实数时,由于 $Z_1 Z_4$ 是实数,相位为零,$Z_2 Z_3$ 也必须是实数。因此 Z_2 和 Z_3 必须是电抗性质相反的元件,如果一个是容性的,另一个必须是感性的,否则就不能使电桥平衡。

交流电桥的四臂有各种不同的组合,医学中常用的是一种称为容性桥(或 Scharing 桥)的结构,如图 10-2 所示。其平衡条件为

$$R_x = \frac{C_1}{C_2} R_4 \tag{10-2}$$

$$C_x = \frac{R_2}{R_4} C_1 \qquad (10\text{-}3)$$

式中,R_x、C_x 为待测阻抗,R_2、R_4($R_4 = R_4' + R_4''$)为可调电阻,由式(10-2)可知,要达到平衡,必须反复调节 R_2 和 R_4,即调节 R_2(或 R_4),使指示器读数最小。再调节 R_4(或 R_2),使指示器读数进一步减至最小,再调节 R_2,使指示器读数再减小至最小,再调节 R_4……直至再调节 R_2、R_4 都不能使指示器读数进一步减小为止。

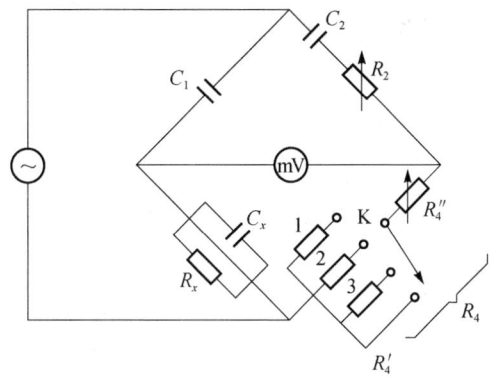

图 10-2　实验测量电路图
1. 2.2kΩ;2. 1.1kΩ;3. 750Ω

【实验仪器】

实验电路如图 10-2 所示,C_1、C_2、R_2、R_4 为桥路的已知臂,装在塑料盒内,C_x、R_x 为待测臂,接在塑料盒外面相应接线柱上。R_2 为 1kΩ 的多圈电位器,作为可调电阻。它和普通电位器不同的地方是旋转 10 圈才改变 1kΩ,因此调节非常精细,但比较易坏,不能调节过头,R_4 由 R_4' 和 R_4'' 串联而成。R_4' 分四挡,0、750Ω、1.1kΩ 及 2.2kΩ,R_4'' 为 1.0kΩ 的多圈电位器,将开关 K 置于不同位置。可使 R_4 在 0~3kΩ 范围内连续可调。〜可为自制振荡器(输出交流电压),频率为 1kHz 左右,幅度可调。⑩ 为晶体管毫伏表(或示波器),晶体管毫伏表可测量 0.1mV~300V 的 20Hz~1MHz 交流电压,分 11 挡可调,是一种很灵敏的测量交流电压仪器,使用时必须小心,开始时,量程一定要放在大于所测电压可能达到的最大值的一挡,随着测量电压的减小,才逐渐把量程拨小,否则会损坏该仪器。

另外,1k 多圈电位器的转轴上带有长短两枚指针,转轴转过一圈,长针跟着转一圈,分成 10 大格、50 小格(标在外圈上)。故长针每顺时针转过一小格,相当于阻值增加 2Ω。长针转一圈,短针则转过一格(标在内圈上)。因此,如果长短针的位置为短针在 2、3 之间,长针转过 20 小格(4 大格),则对应的电阻为 240Ω。如果是 1.5k 多圈电位器,则按上述方法再乘以 1.5 即为真实数值。

【实验步骤】

(1) 按图 10-2 接好电路。

(2) 晶体管毫伏表的量程置于30V挡(因为振荡器的最大电压约为10V)。

(3) 插上晶体管毫伏表和振荡器的电源,振荡器幅度调到适当大小,待晶体管毫伏表指针稳定后,反复调节 R_2 及 R_4(先调节开关 K,再调节 R_4'' 电位器)使读数最小,调节时,当晶体管毫伏表读数小于其下一挡量程时,将量程拨到下一挡量程继续调节,直至电桥平衡。

(4) 由于外界的干扰,平衡时,毫伏表的读数并不一定为零,只要达到最小就可。

(5) 记下电桥平衡时的 R_2 及 R_4(固定电阻+多圈电位器阻值)的值。按式(10-2)和式(10-3)计算 R_x 及 C_x,重复测量5次,求其平均值及误差。

【实验记录及结果】

表 10-1 实验数据记录表

$C_1 =$ ___, $C_2 =$ ___

次 数	R_2/Ω	R_4'/Ω	R_4''/Ω	R_4/Ω
1				
2				
3				
4				
5				
平均值				
标准误差				

$$\overline{R_x} = \frac{C_1}{C_2}\overline{R_4}, \quad \Delta R_x = \frac{C_1}{C_2}\Delta R_4$$

$$\overline{C_x} = \frac{\overline{R_2}}{\overline{R_4}}C_1, \quad \frac{\Delta C_x}{C_x} = \frac{\Delta R_2}{\overline{R_2}} + \frac{\Delta R_4}{\overline{R_4}}$$

将结果表示为

$$R_x = \overline{R_x} \pm R_x, \quad \Delta C_x = \overline{C_x} \pm C_x$$

【思考题】

(1) 交流电桥中为什么要有两个可调元件,而直流电桥只需一个?

(2) 要使电桥平衡,为什么要反复调节 R_2 及 R_4,而不能一次调好?

(3) 振荡器的幅度大小和测量结果有什么关系?

(4) 一个人测量时,将晶体管毫伏表置于30V挡,不再改变。只调 R_2、R_4,当读数达到最小时,就认为电桥已经平衡,这样行吗? 对测量结果有什么影响?

实验 11　偏振光(马吕斯定律的验证)

【实验目的】

(1) 了解起偏器、检偏器的性质。
(2) 验证马吕斯定律。

【实验原理】

若将两片偏振片 P 和 A 依次放在光轴上(P 和 A 偏振化方向的夹角为 θ),在 P 之前放一白炽灯 S,如图 11-1 所示,则光源 S 发出的自然光经 P(起偏器)后,成为沿 P 方向的线偏振光,其电矢量为 E_0,沿 P 方向。此光线经 A(检偏器)时,其电矢量可分解成平行 A 方向的分量 E_1 和垂直于 A 方向的分量 E_2,并且

$$E_1 = E_0\cos\theta, \quad E_2 = E_0\sin\theta$$

因此只有 E_1 分量才能通过 A,而光强和电矢量振幅平方成正比,因此通过 A 的光强 I 和射到 A 的光强 I_0 之间有如下的关系:

$$\frac{I}{I_0} = \frac{E_1^2}{E_0^2} = \cos^2\theta$$

或

$$I = I_0\cos^2\theta$$

这个公式称为马吕斯定律,本实验就是具体地验证此定律。

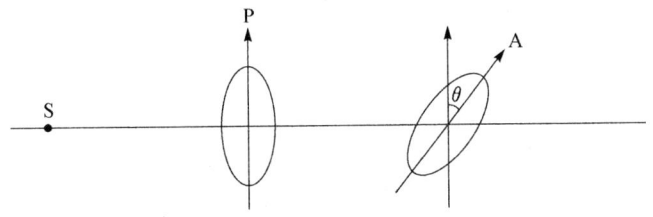

图 11-1　马吕斯定律示意图

【实验仪器】

光具座、白炽灯、微安表、放大器、伏特表、直流电源、偏振片及硒光电池(注意:硒光电池与两片偏振片已装在一起)。

实验装置如图 11-2 所示,检偏器 A 固定在支架上,其后为一片硒光电池,硒光电

池受光照后,就有一电流输出,而且在外接电阻很小时,其输出电流和光强成正比,故可从输出的电流指示光强。如将硒光电池的输出端接至放大器输入端,则其外接电阻接近于零;输出的硒光电池电流经放大器放大后正比于伏特表测量到的电压值,即伏特表所测的电压值正比于光强。如果将光电池输出端直接接到微安表上,由于微安表有较大的内阻($\approx 1k\Omega$)R,只有在光强很小时,光电流才和光强成正比,当光强较大时,光强的增大所引起的光电流的增大会减少,甚至光电流不变,这种现象称为饱和。因此实验中应将光电池接到放大器的输入端,经放大器后再用伏特表测量输出电压。但为了加深对光电池的正确使用,实验既通过放大器测量,也直接用微安表测光电池,观察实验结果有什么不同。起偏器 P 固定在转盘上,转盘可以相对于支架转动,它的上面还有一个刻度盘,可以读出相对于支架转动的角度。光源 S 和 P、A 及硒光电池等同轴。

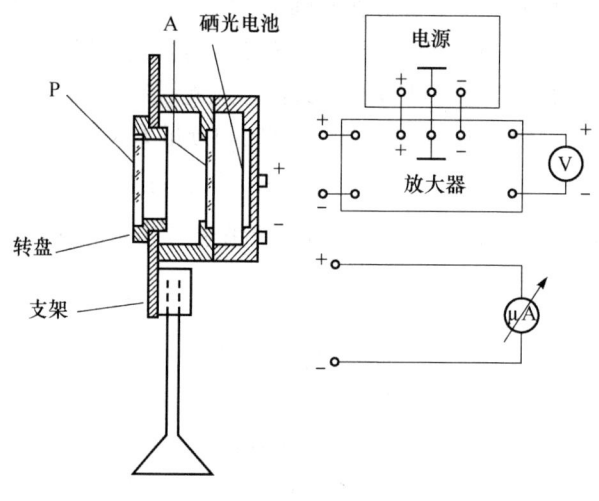

图 11-2　实验装置图

【实验步骤】

（1）点亮光源,将放大器两输入端接在硒光电池两输出端上(注意表头极性！硒光电池中心接正)。转动转盘(即起偏器),使伏特表有最大电压值,确定为 0°位置;移动装有偏振片、硒光电池的支架,使伏特表最大初始值 U_0 适宜(取 2.5V,即调节初始光强大小)。

（2）记下伏特表最大值的读数和此时转盘刻度(算作零度),然后每转过 10°读一次伏特表数值 U_1,直到电压值为零。再继续朝同一方向转动转盘,仍旧每转过 10°读一次电压值 U_2,直到电压值最大。

（3）再将微安表两端直接接在硒光电池两端,调节 I_0 大小至适宜值(50.0μA),重复以上步骤,分别记下 I_1 及 I_2 数值。

(4) 关掉电源,取下偏振片及光电池架。

(5) 将对应于 θ 角的电压及电流值平均,和 $\cos^2\theta$ 作图,验证马吕斯定律。

(6) 实验过程中保持偏振片、光源位置固定。

【实验记录及结果】

表 11-1 实验数据记录表

$\theta/(°)$	0	10	20	30	40	50	60	70	80	90
$\cos^2\theta$	1.000	0.970	0.883	0.750	0.587	0.413	0.250	0.117	0.031	0.000
U_1										
U_2										
$\bar{U}$										
I_1										
I_2										
$\bar{I}$										

【思考题】

(1) 由于偏振片质量不够好,当 A 和 P 的方向垂直时,仍旧有部分光线通过 A;另外,光电池在没有光照时,也有一点点微弱的电流(称为暗电流),因此实验时,硒光电池的电流可能始终不能为零。若发生这种情况时应如何处理你的实验数据?

(2) 实验过程中,伏特表或微安表的指针若时常晃动,会是什么原因?

(3) 实验发现使用放大器电路比直接使用微安表所做的结果要准确的多,为什么?

实验12 用驻波法测定空气中的声速

【实验目的】

（1）了解驻波的特性和应用。

（2）测定空气中的声速。

【实验原理】

当一入射纵波沿一充气的管子 A 传播时,类似弦上驻波,它和反射波的叠加也可以形成纵驻波。如图 12-1 所示,将频率为 ν 的振动着的扬声器靠近管的开端(这管的一部分装有水),管中水平面的升降可以改变空气柱长度。扬声器的振动,迫使 A 管的空气柱振动,这样入射的纵波在 A 管水平面上产生反射纵波,若条件合适,则两者叠加而形成驻波,在水平面处应是波节,开口端应是波腹。实验时,调整 A 管的水面,可以听到声音强度有明显的变化,直到声音最响时,即发生"共振"为止。当空气柱长度为 $\lambda/4$ 时,发生第一次"共振",继续加长空气柱的长度,可以出现第二次、第三次和第四次共振。隔次"共振"水面位置之间距离就是半个波长(图 12-2)。因为振源的频率已知,所以可测得声波的传播速度 $C=\nu\lambda$。

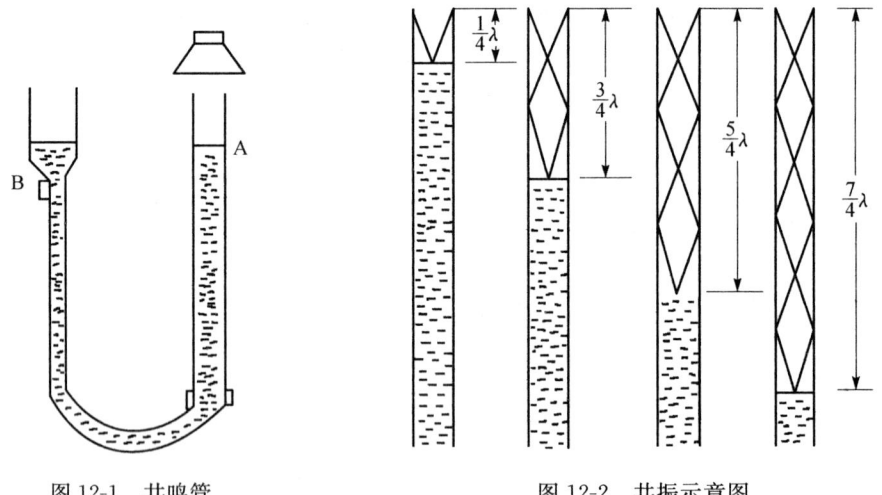

图 12-1 共鸣管 　　　　图 12-2 共振示意图

【实验仪器】

共鸣管、信号发生器与扬声器。

【实验步骤】

（1）打开信号发生器电源（信号发生器的使用方法见本实验附录）。

（2）升降 B 管，即调节 A 管中的水平面，使气柱发生第一次共振（声音的最响处），记下米尺上的刻度值。

（3）按步骤（2），重复五次，并取它的平均值。

（4）调节 A 管中的水平面，寻找第二次、第三次和第四次"共振"位置，每次重复五次，取平均值。

【实验记录及结果】

（1）记录表格。

表 12-1　实验数据记录表

$\nu=$ ____　　t（室温）= ____

n \\ D_i	第一次共振点位置 D_1/cm	第二次共振点位置 D_2/cm	第三次共振点位置 D_3/cm	第四次共振点位置 D_4/cm
1				
2				
3				
4				
5				
$\overline{D_i}$				
ΔD_i				

（2）数据处理：由 $\overline{D_3},\overline{D_1}$ 及 $\overline{D_4},\overline{D_2}$ 可分别得出两个波长值，$\lambda=\overline{D_3}-\overline{D_1}$ 及 $\lambda'=\overline{D_4}-\overline{D_2}$。其平均值就是实验的最后波长值

$$\overline{\lambda}=(\lambda+\lambda')/2$$

λ 的误差则由 $\Delta\lambda=(\Delta D_1+\Delta D_2+\Delta D_3+\Delta D_4)/2$ 给出

$$\overline{C}=\nu\overline{\lambda},\quad \Delta C=\nu\Delta\lambda$$

$$C_\text{理}=331\sqrt{(1+0.0037t)}=\underline{},\quad \frac{|\overline{C}-C_\text{理}|}{\overline{C}}\times 100\% =\underline{}$$

【思考题】

（1）在测量中对应于一个频率，我们常常测量几个四分之一波长的总长度，再求平均波长，这样有什么优点？

（2）为什么在测量中不测量波腹间的距离而要测量波节之间的距离？

【附录】

XDI 型信号发生器使用说明

1. 准备

（1）将电源线接入 220V、50Hz 的交流电源上。应注意将三芯电源插头的地线脚与大地妥善接好，以避免干扰。

（2）开机前应将输出电压细调电位器（R_{32}）旋至最小，过载指示灯（K_F）熄灭以后，再逐渐加大输出电压幅度（图 12-3）。

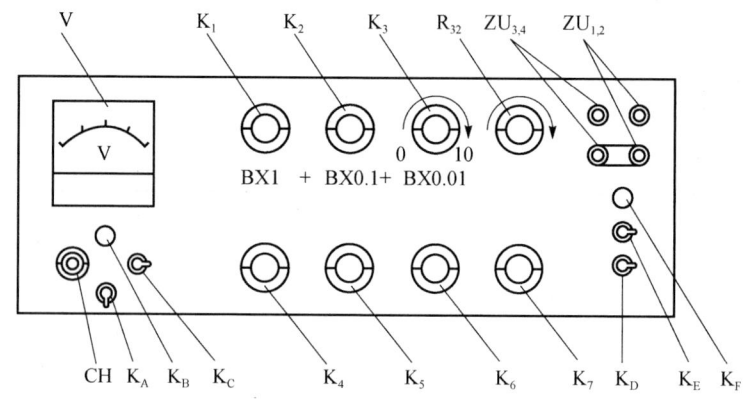

图 12-3　XDI 型信号发生器面板示意图

（3）若想达到足够的频率稳定度，须预热 30min 以后再使用。

2. 使用方法

（1）频率选择：在面板上的旋钮（K_5）做分波段选择，然后根据所需的频率，再在三个频率旋钮（K_1，K_2，K_3）上按十进制原则细调至所需的频率。

（2）输出调整：本仪器有电压输出（ZU_3，ZU_4）和功率输出（ZU_1，ZU_2）两组端子，把负载的两端同它们相连。这两种输出合用一个输出衰减开关（K_7），做每挡 10dB 的衰减。输出细调由同一电位器（R_{32}）进行连续调节。这个旋钮与衰减开关适当配合，便可在输出端子上得到所需的输出幅度。

（3）功率级使用：由功率开关（K_D）和内负载开关（K_E）及负载匹配开关（K_6）来调节（使用前教师已调好）。

（4）电压级使用：电压级输出的最大值可以达到 5V，最小值可以低于 $200\mu V$。

（5）电压表的使用：此电压表可进行"内测"和"外测"。当用"外测"时，被测信号从输入电缆引到面板上的输入插座，并将测量开关（K）拨向"外测"，同时根据被测电压大小，选择电压表的量程。当测量开关拨向"内测"时，电压表即转接到电压级输出。

实验 13　用分光计测定三棱镜的折射系数

【实验目的】

(1) 熟悉分光计的构造和如何用分光计来测定三棱镜的顶角及最小偏向角。
(2) 利用最小偏向角测定三棱镜的折射系数。

【实验原理】

1. 仪器描写

分光计如图 13-1 所示。主要部分为：

(1) 平行光管(图中的5~7)。主要由狭缝6及透镜5组成。狭缝的宽度可以由螺母7调节,调节5,可使狭缝处于透镜5的焦平面上,因此从透镜5射出的光为平行光。

(2) 望远镜(图中的1~2)。主要由目镜1及物镜2组成,在物镜及目镜之间有一十字叉丝,调节2使其处于物镜的焦平面上,调节目镜,使其聚焦在叉丝上,这样从平行光管来的光束,成像于叉丝同一平面上,便于目镜观察。

(3) 载物台。其上可置三棱镜或其他器件,望远镜、平行光管及载物台均可绕垂直于圆刻度盘9之中心轴线旋转,且望远镜及平行光管与此轴线垂直。

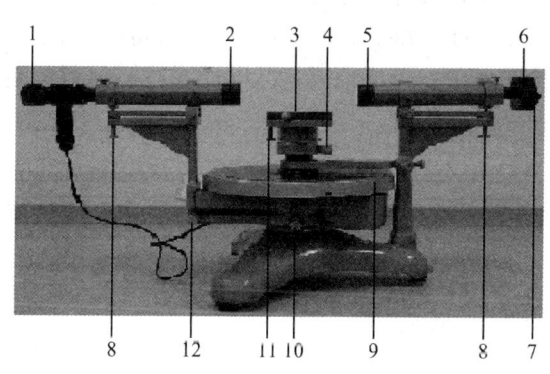

图 13-1　分光计装置图
1. 目镜;2. 物镜;3. 载物台;4. 紧固螺钉;5. 透镜;6. 狭缝;7. 狭缝调节螺母;
8. 调整螺钉;9. 圆刻度盘;10. 紧固螺钉;11. 调平螺钉;12. 微动螺钉

载物台座可由紧固螺钉4固定,刻度盘则可由紧固螺钉10固定。要旋转它们,必须先松开这些螺钉。当紧固螺钉10时,调节微动螺钉12,可以微调节刻度盘,也即微调节望远镜的位置。

分光计上的圆刻度盘刻有 360°，最小分度为 0.5°即 30′，其旁附有游标。刻度盘随望远镜绕轴转动，游标上有 30 个分度，其总长与圆盘上的 29 分度总长相等，所以游标上每一分度与刻度盘上每一分度的差是 1′。读数时，先读游标零线在刻度盘上的位置（度数部分），再读游标上与刻度盘上某一刻度相重合的分度（分数部分），此二数相加即表示望远镜的位置。例如，图 13-2 游标的零线在 38.5°与 39°之间，游标上第 23 分度与刻度盘上的刻度相重合，故此时望远镜的位置应为 38°53′。

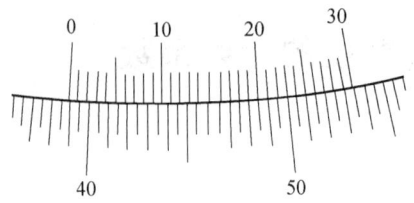

图 13-2　分光计读数示意图

因为刻度盘有两个游标，两游标度数相差 180°，故实验中我们只用读一只游标的示数即可。

2. 测量三棱镜的顶角及棱镜的折射率

测量顶角时，将棱镜置于平台上，并将待测顶角 A 对准平行光管，自平行光管射来的光束由棱镜的两个面 AB 和 AC 反射，如图 13-3 所示。由于反射时，入射角等于反射角，由图可知，$\theta_2-\theta_0=2\beta$，$\theta_0-\theta_1=2\alpha$，故 $\theta_2-\theta_1=2(\alpha+\beta)=2A$。因此只要由望远镜分别观察来自面 AB 及 AC 的反射光束，并由刻度盘读出其位置，即可得顶角 A。

当一束平行光经过三棱镜，在 AB、AC 两个面上将会发生折射（图 13-4）。出射线就偏离入射线。出射线和入射线之间的夹角 δ 称为偏向角。偏向角的大小和光线在 AB 面的入射角有关。对一确定的棱镜，改变入射角（在入射光线方向不变时，改变棱镜的取向），可发现存在一极小值 d。可以证明棱镜材料的折射率，顶角及最小偏向角 d 间有关系：

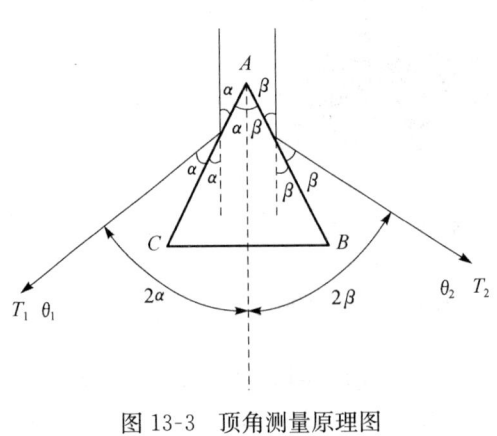

图 13-3　顶角测量原理图

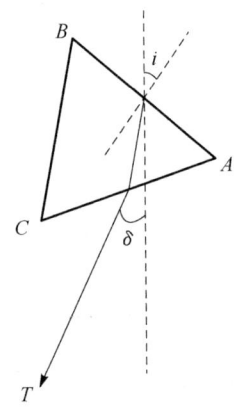

图 13-4　偏向角原理图

$$n = \frac{\sin\dfrac{d+A}{2}}{\sin\dfrac{A}{2}} \tag{13-1}$$

故测得最小偏向角 d 及前面的顶角 A,就可求出材料的折射率 n。

测量最小偏向角时,平行光束是从平行光管出射的光束,因此其方向是不变的。转动棱镜时,使出射线(用望远镜观察)最靠近入射光线,则其和入射光线间的夹角就是最小的偏向角。

【实验仪器】

分光计、三棱镜和钠光灯。

【实验步骤】

1. 求三棱镜的顶角 A

(1) 如图 13-5 置棱镜 P 于平台上,在棱镜上选定一棱角(注意以后不要认错)。将此棱角对准平行光管,点燃钠光灯 L,以照亮狭缝。

(2) 略微展开狭缝:旋转望远镜,以观察自棱镜表面所反射的狭缝的像。然后将狭缝关小,再转动望远镜,使其叉丝中的竖直线与狭缝的像重合。这时望远镜的位置如图 13-5 所示的 T_1。其度数可在分光计刻度盘上的一个游标读得(读法见仪器描写),即得 θ_1。

(3) 转动望远镜看来自另一面所反射的狭缝的像,如图 13-5 所示的 T_2 位置。再从游标尺上读得示数,即得 θ_2,$|\theta_2-\theta_1|$ 就是望远镜自第一位置转至第二位置的角度,除以 2,即等于三棱镜的顶角 A。试验 2 次以其平均即 A 的值。

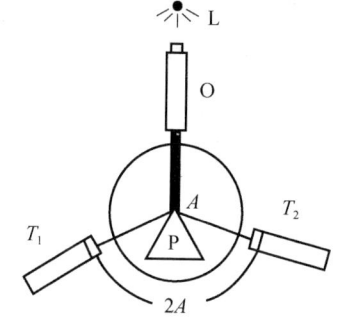

图 13-5 顶角测量图

注意:从位置 1 转到位置 2 时,若一游标跨过 0°线时,此时 T_1、T_2 间的夹角应等于 $360°-|\theta_2-\theta_1|$。

2. 求钠光的最小偏向角

(1) 把棱镜底边靠近平台边缘,旋转平台,使棱镜的位置相对于平行光管及望远镜 T_1 大约对称(先令底边在观察者的左面,如图 13-6 实线所示),稍展开狭缝,然后在望远镜中寻找狭缝的像。找到狭缝的像后,将平台左右旋转,并使望远镜随像而转,同时注意像的移动方向,也就是观察偏向角是增还是减。然后使平台往使偏向角减少的方向转动,也就是使像向另一未偏向光线方向移动(此处是向右移动),当平台继续向该方面旋转至一定位置后,再转动平台,则狭缝的像向反方向移动。此回转点

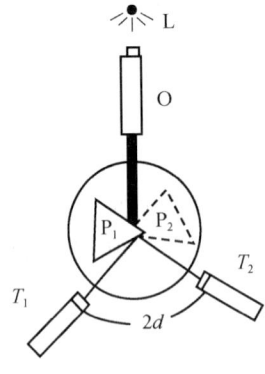

图 13-6 最小偏向角测量图

就是最小偏向角的位置。关小狭缝,使在这回转点叉丝与狭缝重合,试验几次,准确地测定这个位置,从游标上记下这时望远镜的读数,即得 Ψ_1。

(2) 依照前法,旋转平台与望远镜,使棱镜的底边和望远镜 T_2 都在观察者的右方(如图 13-6 虚线所示)。如前方法求最小偏向角的位置,从游标上记下这时望远镜的读数,即得 Ψ_2。$|\Psi_2-\Psi_1|$ 就是望远镜自第一位置 T_1 转至第二位置 T_2 的角度,除以 2 即为所求的最小偏向角 d。

(3) 重复测量一次,求其平均值。

注意:从位置 1 转到位置 2 时,若一游标跨过 0°线时,此时 T_1、T_2 间的夹角应等于 $360°-|\Psi_2-\Psi_1|$。

3. 计算折射率 n

按照式(13-1)计算折射率 n。

【实验记录和结果】

(1) 求三棱镜的顶角 A。

表 13-1 实验数据记录表

实验次数	望远镜位置 θ_1	望远镜位置 θ_2	$|\theta_1-\theta_2|$	顶角 A
1				
2				
				平均_____

(2) 最小偏角 d。

表 13-2 实验数据记录表

实验次数	望远镜位置 Ψ_1	望远镜位置 Ψ_2	$|\Psi_1-\Psi_2|$	最小偏角 d
1				
2				
				平均_____

(3) 求折射率。

$$n=\frac{\sin\dfrac{d+A}{2}}{\sin\dfrac{A}{2}}=\underline{\quad}$$

注意:本实验中所有的角度测量精确到分,平均值也取到分,n 的有效数字取 4 位。

【思考题】

（1）在测三棱镜的顶角时，有时为何只在一侧找到狭缝的像，而另一侧始终找不到像，分析其中的原因。

（2）寻找最小偏向角的位置时，不管如何旋转棱镜，看到的狭缝像始终不动，为什么？

（3）从最小偏向角的测量数据中，你能发现什么？为什么？

实验 14 用牛顿环测定透镜的曲率半径

【实验目的】

(1) 学会利用牛顿环测定透镜的曲率半径。
(2) 熟悉读数显微镜的使用方法。

【实验原理】

将一块曲率半径较大的平凸透镜 A 的凸面放在一块很平的平板玻璃 B 上,两者之间就形成一层类似尖劈形的空气薄层,如图 14-1 所示。如将一束单色光垂直地投射上去,入射光在空气层上下表面反射后的两束光"1"和"2"就是相干光。如通过显微镜从正上方观察,则可看到两束光干涉所形成的干涉条纹。两组反射光的光程差取决于空气层厚度,现在凸透镜和平板玻璃所形成的空气层的等厚线是同心圆,因此相干光形成的干涉条纹亦应该是同心圆。这些明暗相间的同心圆形成的光环就称为牛顿环。

图 14-2 中 R 表示透镜的曲率半径,r 表示空气薄层某点离中心点 O 的距离,e 表示这个距离上空气层的厚度,根据几何关系可得

$$R^2 = r^2 + (R-e)^2$$

或

$$r^2 = 2Re - e^2$$

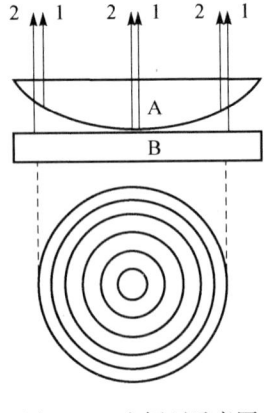

图 14-1 牛顿环示意图

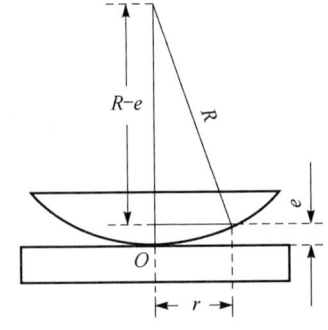

图 14-2 实验原理图

由于 $R \gg e$，忽略 e^2 项，即可得近似式

$$e = \frac{r^2}{2R}$$

在这个位置上空气层上表面和空气层下表面反射的两束光之间的光程差为（考虑半波损失）

$$\sigma = 2e + \lambda/2$$

将 e 的表达式代入，则 r 处光程差等于

$$\sigma = r^2/R + \lambda/2$$

当这个光程差为半波长的偶数倍时，形成亮条纹，因此亮条纹的位置由下式确定：

$$\sigma = r^2/R + \lambda/2 = k\lambda, \quad k = 1,2,3,\cdots$$

即亮环的半径为

$$r = \sqrt{(2k-1)\frac{\lambda R}{2}}, \quad k = 1,2,3,\cdots \tag{14-1}$$

用不同的 k 值代入可求得各条亮环的半径，如将 $k=1$ 代入，求得第一个亮环的半径为

$$r_1 = \sqrt{\frac{R}{2}\lambda}$$

暗环的位置由光程差等于半波长奇数倍的条件决定，即

$$\sigma = \frac{r^2}{R} + \frac{\lambda}{2} = (2k+1)\frac{\lambda}{2}, \quad k = 0,1,2,\cdots$$

由此可得暗环的半径为

$$r = \sqrt{k\lambda R}, \quad k = 0,1,2,\cdots \tag{14-2}$$

$k=0$ 时得第一个暗环，其位置在中心 O 处，以 $k=1,2,\cdots$ 代入可依次求得其余暗环位置。

利用式(14-1)或式(14-2)，通过测定不同 k 值相应的亮环或暗环半径，即可求出透镜的曲率半径 R。

不过要注意，推导以上的公式时是假定凸透镜和平板玻璃在 O 点作点接触，因此该处两束光的光程差只包括半波损失 $\lambda/2$。但实际上，两者的接触是面接触，而且存在脏物或灰尘。因此在中心 O 处透镜和平板玻璃之间仍相隔某个距离 a，因此 r 处两束光的实际光程差是

$$\sigma = \frac{r^2}{R} + \frac{\lambda}{2} + 2a$$

亮环和暗环的半径公式也要相应地修正。我们的实验是利用暗环公式测透镜的

曲率半径,为此写出修正后暗环半径公式为

$$r = \sqrt{k\lambda R - 2Ra}$$

a 不能直接测量,但可按下述方法消除:

对于第 m 圈暗环,其半径为

$$r_m = \sqrt{m\lambda R - 2Ra}$$

对于第 n 圈暗环,其半径为

$$r_n = \sqrt{n\lambda R - 2Ra}$$

将两式平方后相减得

$$R = \frac{r_m^2 - r_n^2}{(m-n)\lambda} = \frac{d_m^2 - d_n^2}{4(m-n)\lambda} \tag{14-3}$$

式中,d_m 和 d_n 分别表示第 m 和第 n 圈暗环的直径。可见,在用已知波长的单色光照射下,用读数显微镜测定第 m 圈和第 n 圈暗环直径 d_m 和 d_n,代入式(14-3),即可求得透镜的曲率半径 R。

【实验仪器】

牛顿环、读数显微镜、钠光灯及电源。

仪器主要包括牛顿环(由平凸透镜与平板玻璃组成,两者装在一起并已调整好)、反射玻片、单色光源及读数显微镜。其工作如图 14-3 所示。

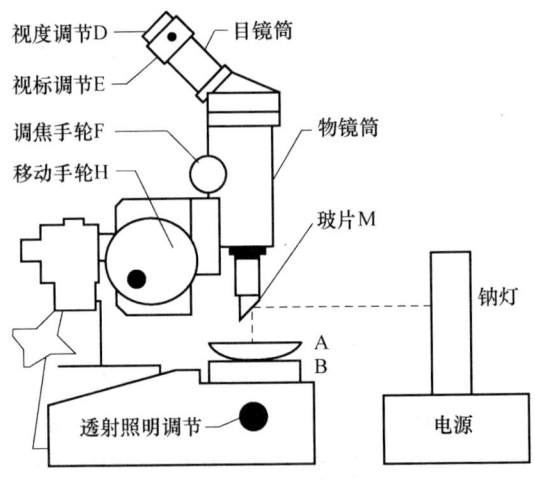

图 14-3 实验装置图

图中单色光源用的是钠光灯,发黄光,波长为 589.3nm。M 为玻片,它将水平投射来的钠光反射给牛顿环(由凸透镜 A 和平板玻璃 B 组成),然后经由牛顿环空气薄层上下表面反射的相干光经玻片 M 进入读数显微镜,因此玻片 M 应和水平方向成

45°角,否则将观察不到牛顿环。在本实验中玻片 M 已调整好,无需再动。

【实验步骤】

(1) 按图 14-3 布置仪器后,点亮钠光灯预热几分钟,等出现较强的黄光。旋转移动手轮 H,使显微镜筒基本上在刻度尺的中间附近,以便于测量。旋转目镜视度调节 D,使得测量十字线清晰(依个人的眼睛不同而不一样)。同时旋转 E,使得十字线的任一条线应垂直于测微标尺,即垂直于读数显微镜的移动方向。

(2) 将 A、B 叠在一起的盒子放置于显微镜的载物台上,其位置大约在镜筒的正下方附近。并前后、左右移动整台显微镜,使得目镜中能看到均匀的亮光(此时应关闭载物台下的透射照明反光镜)。旋转 F 上下调焦读数显微镜,直至清晰地看到牛顿环,然后微微移动透镜盒,使牛顿环与十字叉丝相切。

(3) 旋转手轮 H,使显微镜筒往一方向移动(比如向右),直至离牛顿环中心相当远的一圈,如第 17 圈,然后向左移动到第 12 圈开始测量读数,继续左移到 11,10,9,8,7,…圈,并一一读数,测到第 3 圈后仍向左移,通过中心,测量中心另一侧第 3,4,5,…圈直至第 12 圈,记录于表 14-1,算出牛顿环直径,代入式(14-3)求出曲率半径 R。实验中取 $m-n=4$。

注意在旋转手轮的时候尽量朝一方向移动,否则会产生较大的误差。标尺的读数如图 14-4 所示。图中的读数为 34.472mm。

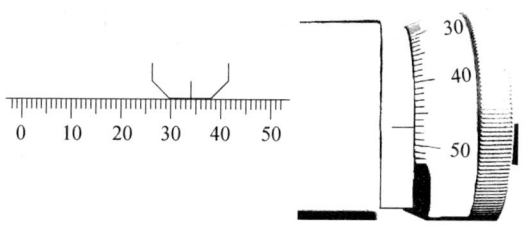

图 14-4　螺旋测微器读数示例图

【实验记录及结果】

表 14-1　实验数据记录表

读数圈别	显微镜标尺读数		第 n 圈直径 d_n/mm	d_n^2/mm²	$d_m^2-d_n^2$/mm²
	左/mm	右/mm			
12					$d_{12}^2-d_8^2=$
11					$d_{11}^2-d_7^2=$
10					$d_{10}^2-d_6^2=$
9					$d_9^2-d_5^2=$
8					$d_8^2-d_4^2=$

续表

读数圈别	显微镜标尺读数		第 n 圈直径 d_n/mm	d_n^2/mm²	$d_m^2 - d_n^2$/mm²
	左/mm	右/mm			
7					$d_7^2 - d_3^2 =$
6					$\overline{d_m^2 - d_n^2} =$
5					
4					$\Delta(d_m^2 - d_n^2) =$
3					

$$\bar{R} = \frac{\overline{d_m^2 - d_n^2}}{4(m-n)/\lambda} =$$

$$\Delta R = \frac{\Delta(d_m^2 - d_n^2)}{4(m-n)\lambda} = \underline{\qquad}$$

$$R = \bar{R} \pm \Delta R = \underline{\qquad}$$

【思考题】

(1) 试比较牛顿环和尖劈的干涉条纹的异同点。

(2) 假如实验中平板玻璃板上有微小的凸起,则凸起处空气薄膜厚度减少,导致等厚干涉条纹发生畸变。试问这时的牛顿(暗)环将局部内凹还是局部外凸?为什么?

(3) 用白光照明能否看到牛顿环?此时的条纹有何特征?

实验 15　用衍射光栅测定光波的波长（Ⅰ）

【实验目的】

（1）观察光波的衍射现象。
（2）用分光计和衍射光栅测定光波的波长。

【实验原理】

衍射光栅是由许多互相平行且等间隔的狭缝组成，如图 15-1 所示，一平面光栅，光栅的平面与纸面垂直，投射到光栅上的平面波，有一部分通过光栅缝，这些缝就作为新波源，从这些缝发出的波，由于互相干涉，因而在某些方向互相加强，而在另一些方向互相减弱。

在图 15-1 中，考虑沿 BP 方向观察该方向的波是如何相互作用的。设 BP 与光

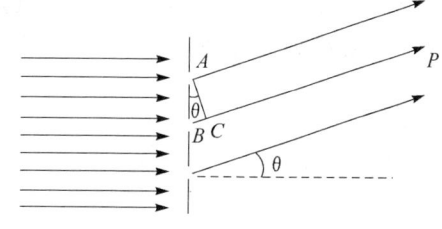

图 15-1　光栅衍射原理图

栅的竖直线间的夹角为 θ，引直线 AC 垂直于波的传播方向，交 BP 于 C，则 BC 就等于相邻两缝 A 与 B 分别发出的两个波的光程差，$BC = AB\sin\theta$，设光栅两相邻狭缝间距为 d（d 为光栅常数），得 $BC = d\sin\theta$，当光程差等于波长的整数倍时，即 $BC = n\lambda$ 时，从各缝发出的波都同相前进，互相加强，因而出现明条纹，出现明条纹的条件是

$$\sin\theta = n\frac{\lambda}{d} \tag{15-1}$$

式中，n 取 $0, 1, 2, 3, \cdots$。

当 $n = 0$ 时，得到 0 级像（中央亮线）；
当 $n = 1$ 时，得到第 1 级像；
当 $n = 2$ 时，得到第 2 级像。

当 $\sin\theta$ 很小时，可用 θ 或 $\tan\theta$ 近似。本实验中 $\sin\theta$ 用 $\tan\theta$ 即 $\dfrac{x}{D}$ 来表示。x 为某级亮纹到中央亮纹的距离；D 为光栅到光屏的距离。因此可得

$$\frac{x}{D} = n\frac{\lambda}{d}$$

$$\lambda = \frac{xd}{nD} \tag{15-2}$$

【实验仪器】

分光计、衍射玻璃光栅和钠光灯。

【实验步骤】

(1) 如图 15-2 所示,打开钠光灯,待到稳定后,把平行光管对准钠光灯,转动望远镜,找到一狭长垂直条状光线,调节狭缝适当大小。

(2) 把玻璃衍射光栅置于载物台上,调节光栅与望远镜垂直,这时望远镜将看到 0 级像(即中央亮线,比其他级别的衍射条纹亮)。此后不再调整载物台和光栅。

(3) 向左边缓慢转动望远镜,可看到左边第一级衍射条纹,继续缓慢向左转动望远镜,看到左边第二级衍射条纹,让望远镜中的十字丝对好条纹,在度盘上记下角度值(Ψ_2),然后向右转动望远镜到左边第一级衍射条纹(Ψ_1),记下该条纹的角度;转过 0 级亮线后,继续向右转动并记下右边第一(Ψ_1')、第二级衍射条纹角度(Ψ_2')。重复五次。数据记入表格内,并计算光波波长。

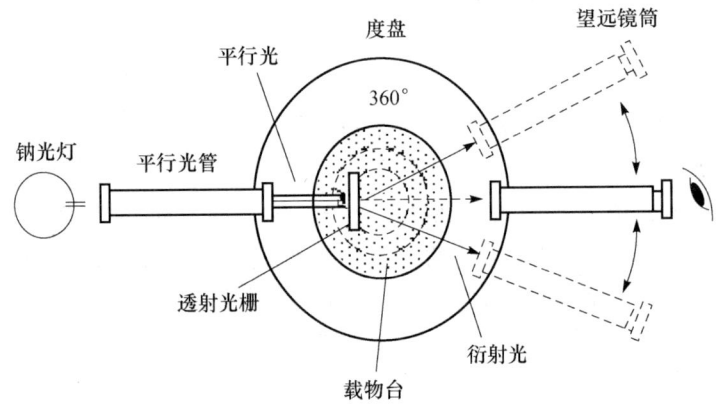

图 15-2 用分光计和光栅测光波波长实验原理图(俯视图)

【实验记录及结果】

表 15-1 实验数据记录表

d(光栅常数)=___

测量次数 n	一级亮纹的角度 $\theta_1(n=1)$			二级亮纹的角度 $\theta_2(n=2)$		
	望远镜的角度		$\theta_1=\dfrac{\|\Psi_1-\Psi_1'\|}{2}$	望远镜的角度		$\theta_2=\dfrac{\|\Psi_2-\Psi_2'\|}{2}$
	左(Ψ_1)	右(Ψ_1')		左(Ψ_2)	右(Ψ_2')	
1						
2						
3						

续表

测量次数 n	一级亮纹的角度 $\theta_1(n=1)$			二级亮纹的角度 $\theta_2(n=2)$		
	望远镜的角度		$\theta_1 = \dfrac{|\Psi_1 - \Psi_1'|}{2}$	望远镜的角度		$\theta_2 = \dfrac{|\Psi_2 - \Psi_2'|}{2}$
	左(Ψ_1)	右(Ψ_1')		左(Ψ_2)	右(Ψ_2')	
4						
5						
平均值			$\overline{\theta_1} =$			$\overline{\theta_2} =$
误差			$\Delta\theta_1 =$			$\Delta\theta_2 =$

$$\lambda_1 = \frac{d \cdot \sin\overline{\theta_1}}{n} = \underline{\quad}, \quad \Delta\lambda_1 = \frac{d \cdot \sin\theta_1}{n} = \underline{\quad}$$

$$\lambda_2 = \frac{d \cdot \sin\overline{\theta_2}}{n} = \underline{\quad}, \quad \Delta\lambda_2 = \frac{d \cdot \sin\theta_2}{n} = \underline{\quad}$$

$$\lambda = \frac{1}{2}(\lambda_1 + \lambda_2) = \underline{\quad}$$

$$\Delta\lambda = \frac{1}{2}(\Delta\lambda_1 + \Delta\lambda_2) = \underline{\quad}$$

$$\lambda = \overline{\lambda} \pm \Delta\lambda = \underline{\quad}$$

【思考题】

(1) 当保持衍射光栅与望远镜的方向不变,改变平行光的方向,衍射条纹的角度会不会发生变化? 如果衍射光栅换成狭缝,结果又会怎样?

(2) 用狭缝光栅时,如果光屏向狭缝移动,θ 角度会改变吗? 请说明。

(3) 如果把红光当成光源,θ_1 是变大还是变小?

实验 16　用衍射光栅测定光波的波长（Ⅱ）

【实验目的】

(1) 观察光波的衍射现象。
(2) 用衍射光栅测定光波的波长。

【实验原理】

同"实验 15"。

【实验仪器】

光具座、光栅、光源、光屏（附有米尺）。

【实验步骤】

(1) 将激光器、光栅、光屏放置在光具座上（图 16-1），移动光栅使得光栅与光屏之间的距离大约为 1m。

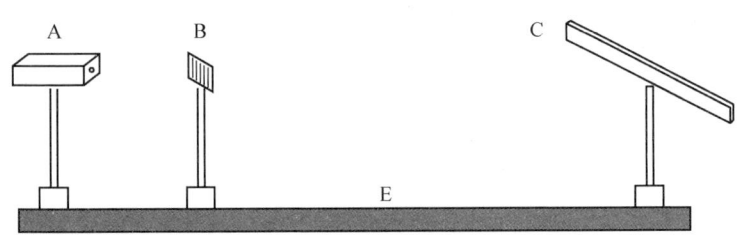

图 16-1　光栅衍射装置图
A. 激光器；B. 光栅；C. 光屏；E. 光具座

(2) 调节激光束与光栅垂直，调节光屏的角度，使得各级亮纹左右对称。
(3) 记录各级亮纹的位置于表格中，并重复五次。
(4) 按式 $\theta = n\dfrac{\lambda}{d}$ 计算 λ。

【实验记录与结果】

表 16-1 实验数据记录表

d(光栅常数)=____, D(栅屏距离)=____

测量次数 n	零级位置/cm	一级亮纹至中心的距离/cm		二级亮纹至中心的距离/cm	
		左(S_1)	右(S_1)	左(S_2)	右(S_2)
1					
2					
3					
4					
5					
平均值		$\overline{S_1}=$		$\overline{S_2}=$	
误差		$\Delta S_1=$		$\Delta S_2=$	

$$\lambda_1 = \frac{d\,\overline{S_1}}{D} = \underline{\quad}, \quad \Delta\lambda_1 = \frac{d\Delta S_1}{D} = \underline{\quad}$$

$$\lambda_2 = \frac{d\,\overline{S_2}}{2D} = \underline{\quad}, \quad \Delta\lambda_2 = \frac{d\Delta S_2}{2D} = \underline{\quad}$$

$$\lambda = \frac{1}{2}(\lambda_1 + \lambda_2) = \underline{\quad}$$

$$\Delta\lambda = \frac{1}{2}(\Delta\lambda_1 + \Delta\lambda_2) = \underline{\quad}$$

$$\lambda = \overline{\lambda} \pm \Delta\lambda = \underline{\quad}$$

【思考题】

(1) 当改用磨砂灯泡作为光源时,由于它是多色光源,此时观察到的衍射光谱,其颜色的排列次序是紫光在内侧而红光在外侧,这是为什么?

(2) 光栅常数 d 增大,x 增大还是减小?

(3) D 取值过小,本实验能否得到理想数据?

实验 17　角膜曲率半径的测定

【实验目的】

掌握测角膜曲率半径的一种方法。

【实验原理】

实验装置如图 17-1 所示。S_1、S_2 为两个点光源(实验中为 60W 的电灯泡),T 为望远镜,放在 S_1 和 S_2 的中央,正对被测眼睛的角膜 C。眼睛、灯光源和望远镜置于同一平面,在紧靠角膜处放置两根垂直并相互平行的发丝,其距离为 d,若 S_1 和 S_2 在角膜中所成的像分别为 I_1 和 I_2,m 为 I_1 和 I_2 间的距离(像长度),用望远镜观察 I_1、I_2 和发丝。调节 S_1、S_2 间的距离 L,使在望远镜中看到两根发丝分别与 I_1、I_2 重合。令 r 表示角膜曲率半径,u、v 分别表示灯泡对角膜的物距和像距,则根据球面镜成像公式有

$$\frac{2}{r} = \frac{1}{v} - \frac{1}{u} \tag{17-1}$$

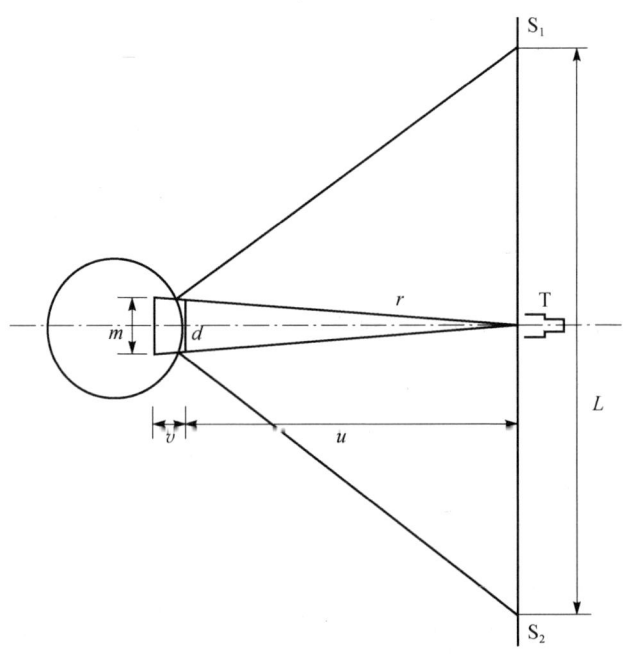

图 17-1　角膜曲率半径测量原理图

及
$$\frac{m}{L} = \frac{v}{u} \tag{17-2}$$

再由图中的几何关系
$$\frac{m}{d} = \frac{u+v}{u} \tag{17-3}$$

可解得
$$r = \frac{2ud}{L-2d} \tag{17-4}$$

故若测出 u、L 及 d 等的值,就可由式(17-4)求得角膜的曲率半径 r。

【实验仪器】

低倍望远镜一只、60W 灯泡两只、光具座一架、玻璃弹子一只、米尺一根。

【实验步骤】

(1) 按图 17-1 将 S_1、S_2 和 T 放在一光具座上,T 固定,S_1、S_2 则可移动。使粘有发丝的模拟眼睛的玻璃弹子和 S_1、S_2、T 在一个水平面上,并和 T 的物镜间的距离大约为 100cm,T 采用约 10 倍望远镜,S_1、S_2 则为 60W 的白炽灯泡。

(2) 调节望远镜,使能看清两灯泡在眼内的像 I_1 和 I_2 及两根发丝。调节 S_1、S_2 间距离 L,使从望远镜中看到两根发丝正好重合在像 I_1、I_2 上。

(3) 在光具座上读出 S_1 和 S_2 的位置,求出 L。L 需重复测量五次,求其平均值和标准误差 ΔL。

(4) 用米尺测出 u,u 也需测量五次,求出 $\bar{u}$ 及 Δu。由式(17-4)求出角膜曲率半径 r 及 Δr(d 由实验室给出)$\left(\text{提示}: \frac{\Delta r}{\bar{r}} = \frac{\Delta L}{\bar{L}-2d} - \frac{\Delta u}{\bar{u}}\right)$。

(5) 取下弹子,在该处放一窗。由一同学将一只眼睛正对该窗,并注视正前方,由另一同学按上面步骤测眼睛角膜的曲率半径 r'。

【实验记录及结果】

表 17-1 实验数据记录表

$d=$ ___ cm

n	1	2	3	4	5	平均
标准误差						
L/cm						
u/cm						
L'/cm						
u'/cm						

注:L' 和 u' 代表测量眼睛时的相应值。

计算:按式(17-4)分别求出弹子及角膜的曲率半径 r 及 r'

$$\bar{r} = \frac{2\bar{u}d}{\bar{L}-2d}, \quad \overline{r'} = \frac{2\overline{u'}d}{\overline{L'}-2d}$$

并计算 Δr 及 $\Delta r'$,最后将结果表示为

$$r = \bar{r} \pm \Delta r, \quad r' = \overline{r'} \pm \Delta r'$$

【思考题】

(1) d 的大小约为 3mm,若要你们自己测量,该用什么工具?

(2) 灯泡 S_1 和 S_2 什么时候可以看作点光源?若不能看成点光源时,你怎么办?

实验 18 声速的测定

【实验目的】

学会用共振干涉法测定空气中声速。

【实验原理】

当压电发射头接入一个正弦电信号时,它便按该信号的频率做机械振动,从而推动空气分子振动产生平面超声波,接收头固定于螺旋测微移动头上,作为声波的接收器和反射面,当它接收到超声振动后,将机械振动转换为电信号,由示波器上显示出来。

共振干涉法:

发射器发射出一定频率的平面声波,经空气传播到接收器,入射波在接收器平面上垂直反射,入射波反射波相干涉形成驻波。接收面处为位移的波节、声压的波腹。当发射器与接收器之间距离 l 等于半波长整数倍时,空气中形成稳定驻波共振现象,此时驻波幅度达到极大,同时接收面上声压波腹也相应达到极大值。显然若保持发射器静止,在移动接收器过程中相邻两次达到共振状态接收器移动的距离为 $\lambda/2$,由此距离求得驻波波长 λ,再用 $U = f \times \lambda$ 计算声速。

声波方程: $S = A\cos 2\pi \left(\dfrac{t}{T} - \dfrac{x}{\lambda} \right)$

驻波方程: $S = 2A\cos 2\pi \dfrac{x}{\lambda} \cos 2\pi \dfrac{t}{T}$

在波节 $x = (2k+1)\dfrac{\lambda}{4}$ 处 $k = 0, \pm 1, \pm 2, \cdots$,有 $S = 0$ ——此时静止不动。

根据声压

$$P = \rho \omega u A \cos\left[\omega\left(\dfrac{t}{T} - \dfrac{x}{\lambda} \right) + \dfrac{\pi}{2} \right]$$

可知在波节处声压达最大值。示波器上检测到的即声压信号。

在检测时,只要测量两次相邻声压极大值的距离,该距离即 $\lambda/2$,由 $U = f \times \lambda$ 求得声速。

在理想气体中,声速 U 与温度 t 有密切关系:

$$U = U_0 \sqrt{1 + \dfrac{t}{273.15}}$$

式中,U_0 为 0℃ 时的声速,t 是以摄氏温度表示的。

【实验仪器】

SW-1 型声速测量仪、低频信号发生器、示波器、温度计等。

仪器描述：

声速测量仪由压电转换发射头、压电转换接收头、固定支架、螺旋测微器组成。

装置如图 18-1 所示。压电换能系统主要部件是压电转换片，其端面为平面。本实验压电转换片的谐振频率平均为 35k～45kHz，具体以仪器上的标签数字为准。

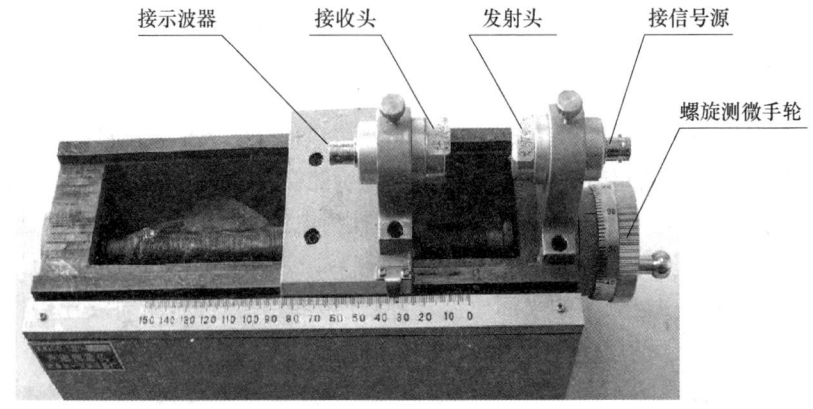

图 18-1　SW-1 型声速测量仪

【实验步骤】

（1）用屏蔽信号线按图中所示分别接入信号源、示波器（Y 轴端），开启信号发生器。

（2）选定信号源波形为正弦波，频率与声速仪上频率一致，调节电压指示为 1.5V，保持电压信号不变，此时交流信号源稳定 5min 左右。

（3）开启示波器，调整频率旋钮及幅度旋钮；此时可看到正弦波形（在示波器上尽可能调大幅度）。

（4）转动螺旋测微手轮，在示波器上可以看出振幅的变化。

（5）开始转动手轮使接收头，约在 5mm 位置。转动手轮，使接收头离开发射头，依次记下示波器上振幅最大时接收头位置，填入表 18-1。

【实验记录及结果】

表 18-1　实验数据记录表

$f=$ ___ kHz，温度 $t=$ ___ ℃

极大值	1	2	3	4	5	6	7	8	9	10
位置/mm										
相邻间隔/mm										

求得相邻间隔的平均值 $\bar{d}=$ ____ , $\Delta d=$ ____ 。

计算出测量的声速 $\bar{U}$ 和 ΔU，并用 $\bar{U} \pm \Delta U$ 来表示。

计算实际的声速 U，将 $\bar{U}$ 与 U 求相对误差：$\eta = \left| \dfrac{U - \bar{U}}{U} \right| \times 100\%$。

【思考题】

实验测得声波在空气中的传播速率是否与所选频率有关？为什么？

实验 19　放射线的衰变规律

【实验目的】

(1) 掌握智能化 γ 辐射仪的使用方法。
(2) 验证 γ 射线的衰变规律。
(3) 学会测量半衰期方法。

【实验原理】

γ 射线的衰变规律 $I=I_0 e^{-\lambda t}$ 式中 I_0 为 $t=0$ 时刻，I 为 t 时刻 γ 射线的强度线性衰减系数，λ 为衰变系数。若通过 t_1 时刻和 t_2 测到的射线强度分别为 I_1 和 I_2

$$I_1 = I_0 e^{-\lambda t_1}$$

$$I_2 = I_0 e^{-\lambda t_2}$$

$$I_1/I_2 = e^{-\lambda t_1}/e^{-\lambda t_2}$$

$$\ln(I_1/I_2) = \lambda(t_2 - t_1)$$

$$\lambda = \frac{\ln I_1 - \ln I_2}{t_1 - t_2}$$

$$T_{\frac{1}{2}} = \frac{0.693}{\lambda}$$

$T_{\frac{1}{2}}$ 为射线在通过物质后强度被衰减为一半所需的时间。

吸收剂量为受照射物体单位质量所吸收的辐射能量。剂量当量率 H' 为单位时间不同射线吸收剂量折成具有相同的生物效应的 X(γ) 射线吸收剂量。由于射线强度与剂量当量率具有比例关系，λ 可写成

$$\lambda = \frac{\ln H'_1 - \ln H'_2}{t_1 - t_2}$$

【实验仪器】

FD-3031Bγ 辐射仪、放射源、镊子（供夹铅片及放射源用）。

FD-3031Bγ 辐射仪结构示意图和仪器面板示意图如图 19-1 和图 19-2 所示。

开机后显示屏上显示每秒 66（测量平均值），因而对放射性突变（如靠近某个放射源）有很强的反应能力。但由于测量时间较短，对于低水平放射性测量有一定的读数统计涨落。

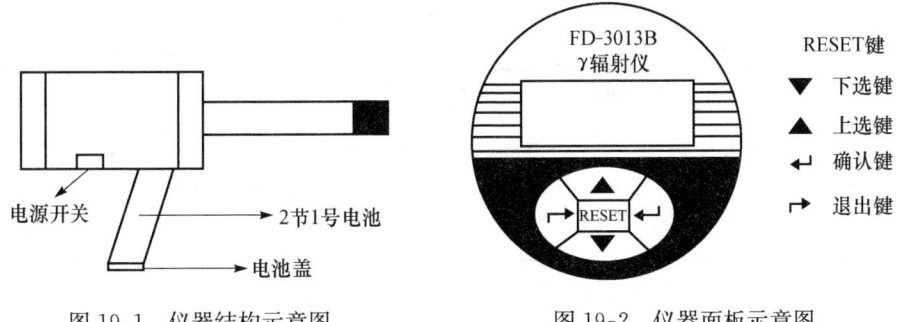

图 19-1　仪器结构示意图　　　　图 19-2　仪器面板示意图

仪器提供四种不同的辐射剂量当量率报警阈 $0.25\mu Sv/h$，$2.5\mu Sv/h$，$10\mu Sv/h$，$20\mu Sv/h$，并配以提示声响。适用于不同的应用场所。也可以按要求选择感兴趣的报警阈值。仪器开机后此报警限值被默认为三倍本底 $0.25\mu Sv/h$（注：本底值存在地区差异，在空旷开阔的湖面，测得的本底要低于 $0.08\mu Sv/h$，而对于混凝土建筑内，本底值通常要高出这个水平）。

【实验步骤】

（1）按下电源开关键，仪器显示"欢迎使用测量仪 FD—3013B"并进入自检状态，显示"系统自检请等待…请进行键操作"。

（2）如按"↵"键进入"希沃测量"状态进行测量，如按"▲"或"▼"或"↦"则进入系统主目录。进入系统主目录后再按"▲"或"▼"逐一显示系统目录中"剂量报警"、"单位换算"、"希沃测量"、"微伦测量"的四个选项，点亮任一被选项后再按"↵"键即激活该被选项。在任何状态下，按 RESET 键进入"请进行键操作"状态，按"▲"或"▼"或"↦"则可进入系统主目录。

（3）激活"希沃测量"选项后仪器进入测量状态，显示当地的辐射剂量当量率的当前 3 秒钟的测量平均值和报警值，测量单位为"微希沃/小时"，报警值被默认为三倍本底。当测量值超出时，仪器有声响报警提示。结束测量按"↵"键返回主目录。

（4）固定好 γ 辐射仪，测量没有放射源的情况下空间的辐射剂量当量率即本底值 H'_0。

（5）打开装有放射源的铅盒，将放射源置于探头下方，记下 H'_1，以后每隔 15min，分别记下 H'_2、H'_3、H'_4、H'_5、H'_6。

【实验记录及结果】

（1）实验记录。

表 19-1 实验数据记录表

本底剂量当量率 $H_0'=$ ___

序　号	时　间	剂量当量率 $H'/(\mu Sv/h)$	$\Delta H'/(\mu Sv/h)$
1			
2			$\Delta H'=H_2'-H_1'=$
3			$\Delta H'=H_3'-H_2'=$
4			$\Delta H'=H_4'-H_3'=$
5			$\Delta H'=H_5'-H_4'=$
6			$\Delta H'=H_6'-H_5'=$

(2) 计算 λ、$T_{\frac{1}{2}}$。

(3) 作图 $\ln H'$-t。

实验 20　核磁共振试样分析

【实验目的】

（1）了解核磁共振原理。
（2）掌握核磁共振实验系统的使用方法。
（3）学会利用试样的核磁共振频率测量待测磁场强度、试样旋磁比和核磁矩。

【实验原理】

具有核自旋的电子核，其核磁矩在恒定的外磁场中，能取各种量子化的方位，若在垂直于恒定磁场的方向，加一交变磁场，在适当的条件下，它能改变磁矩的方位，使磁矩体系选择吸收特定频率的交变磁场能量，呈现共振现象。本装置就是根据此原理配备的核磁共振实验系统，由探头、电磁铁及磁场调制系统、磁共振仪，再外接频率计和示波器即构成完整的核磁共振实验系统。

1. 核磁共振探头

核磁共振探头一方面提供射频磁场 B_1，另一方面是通过电子电路对 B_1 中的能量变化加以检测，以便观察核磁共振现象。核磁共振探头的方框图见图 20-1。图中边缘振荡器是指振荡器被调谐在临界工作状态，这样，不仅可以防止核磁共振信号的饱和，而且当样品有微小的能量吸收时，可以引起振荡器的振幅有较大的相对变化，提高了检测核磁共振信号的灵敏度。在未发生共振时，振荡器产生等幅振荡，经检波器输出的是直流信号。当满足共振条件发生共振时，样品吸收射频场的能量，使振荡器的振荡幅度变小，因此，射频信号的包络变成由共振吸收信号调制的调幅波，经检波放大后，就可以把反映振荡器幅度大小变化的共振吸收信号检测出来。

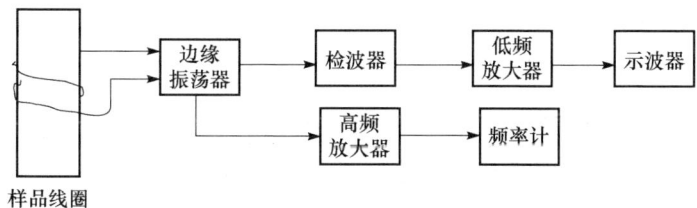

图 20-1　核磁共振原理使用方框图

2. 磁场及调制线圈（图 20-2）

磁场由稳流电源激励电磁铁产生，保证了使磁场可以从零到几千高斯的范围内连续可调,数字表显示使得磁场强度的调节得到直观的显示,稳流电源保证了磁场强度的高度稳定。

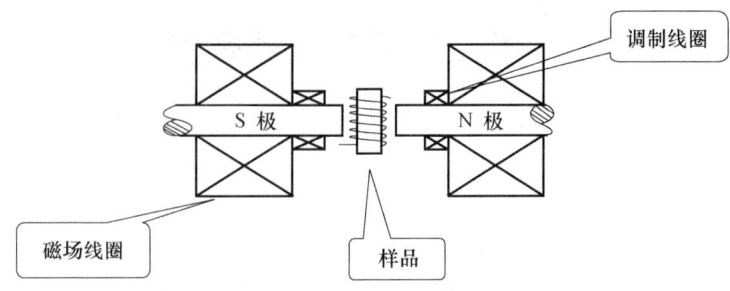

图 20-2 磁场与调制线圈示意图

为了能在示波器上连续观测到核磁共振吸收信号,需要在样品所在的空间使用调制线圈来产生一个弱的低频交变磁场 B_m,叠加到稳恒磁场 B_0 上去,使得样品 ^1H 核在交流调制信号的一个周期内,只要调制场的幅度及频率适当就可以在示波器上得到稳定的核磁共振吸收信号。从原理公式 $\omega_0 = \gamma B_0$ 可以看出,每一个磁场值只能对应一个射频频率发生共振吸收,而要在十几兆赫的频率范围内找到这个频率是很困难的,为了便于观察共振吸收信号,通常在稳恒磁场方向上叠加一个弱的低频交变磁场 B_m,如图 20-3 所示(上图为 B_0 和 B_m 叠加后随时间变化的情况,下图为射频场 B_1 振荡电压幅值随时间变化的情况,图中的 B_0' 为某一射频频率对应的共振磁场)。此时样品所在处所加的实际磁场为 $B_0 + B_m$,由于调制磁场的幅值不大,磁场的方向仍保持不变,只是磁场的幅值随调制磁场周期性的变化,其相应的角频率为 ω_0'。

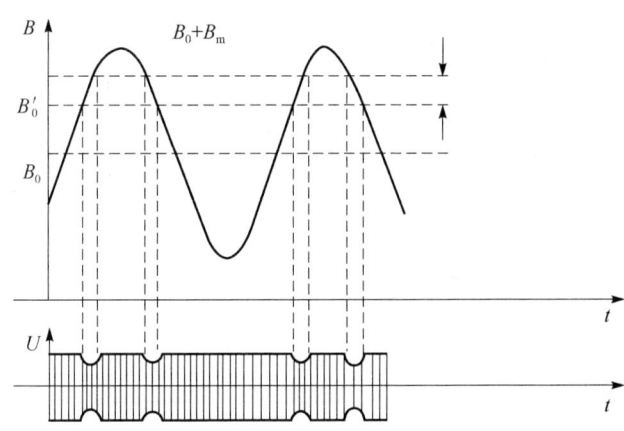

图 20-3 磁场随时间变化示意图

此时只要将射频场的角频率 ω_1 调节到 ω_0' 的变化范围内,同时调制场的峰-峰值大于共振场的范围,便能用示波器观察到共振吸收信号,因为只有与 ω_1 相应的共振吸收磁场范围被 $(B_0 + B_m)$ 扫过的期间才能发生核磁共振,可观察到共振吸收信号,其他时刻不满足共振条件,没有共振吸收信号。磁场的变化曲线在一周内能观察到两个共振吸收信号,若在示波器上出现间隔不等的共振吸收信号,如图 20-4(a)所示,这是因为对应射频磁场频率发生共振磁场的 B_0' 的值不等于稳恒磁场的值。这时如果改变稳恒磁场 B_0 的大小或变化射频场 B_1 的频率,都能使共振吸收信号的相对位置发生变化,出现"相对走动"的现象。若出现间隔相等的共振吸收信号时,如图 20-4(b)所示,则其相对位置与调制磁场 B_m 的幅值无关,并随 B_m 幅值的减小,信号变低变宽,如图 20-4(c)所示,此时即表明 B_0' 与 B_0 相等。

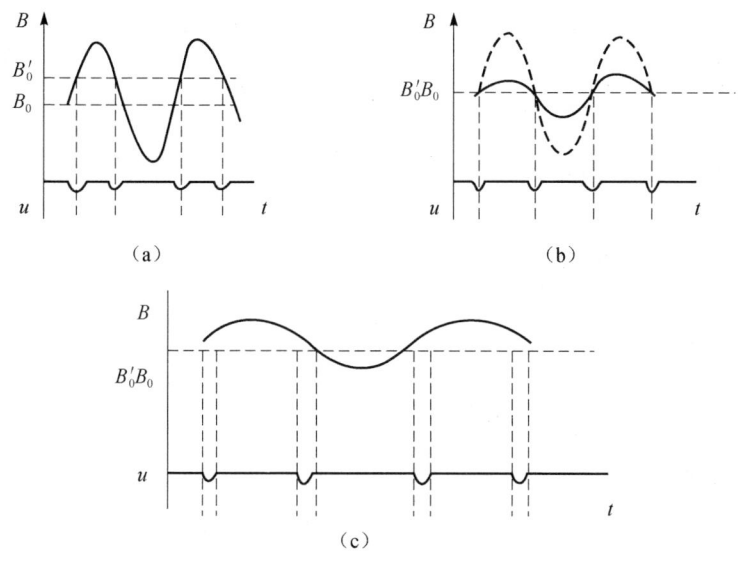

图 20-4　磁场共振示意图

3. 磁共振仪

仪器前面板各功能简介(图 20-5):

(1) 磁场:磁场强度调节钮。本装置由于采用电磁铁激励磁场强度,所以,调节磁场强度只需改变激励电磁铁的电流,即可实现宽范围场强的变化。小范围场强的变化只需稍微改变激励电磁铁的电流即可,数字电流表表示了激励电磁铁的电流。该电流由磁场接线柱输出。

(2) 扫场:调节扫场旋钮,可使共振信号在水平方向变窄并可以改变尾波的节数,前面板上的电流表指示流过调制线圈的电流大小。

(3) 调相:调节输入示波器的 X 轴信号的相位,可调节蝶形共振信号的相对位置。

(4) 边振调节:用于改变边限振荡器的边缘振荡状态和信号幅度。

(5) 频率调节:用于改变边限振荡器的振荡频率。

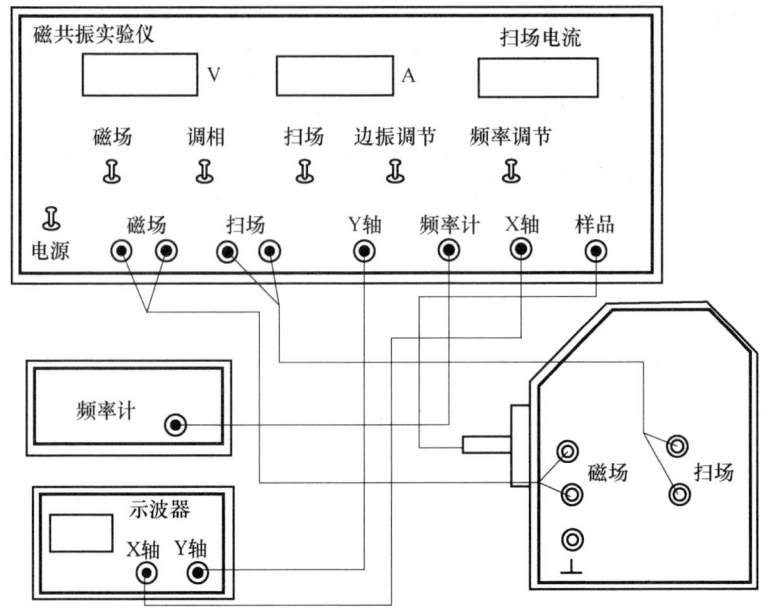

图 20-5　核磁共振系统接线示意图

【实验仪器】

探头、电磁铁及磁场调制系统、磁共振仪、频率计、示波器。

(1) 按图 20-1 连接系统,将样品探头小心地插入磁铁上的探头座内。

(2) 调节"磁共振仪"的磁场调节钮,使电流表指示为 1.7A 左右(此时的电压值仅供参考)。调节扫场调节钮,使电表指示为 70% 左右。在示波器上可以看到带有噪声的扫描线,表示边缘振荡器已进入工作状态。若数字频率计有频率指示,表明边缘振荡器已起振。若数字频率计指示为"0"。则为转动"边振调节"或"频率调节"旋钮,直到有频率指示。再通过调"频率调节"旋钮,示波器上即可观测到核磁共振信号。出现共振信号后,再细调"边振调节","磁场"调节钮,前后移动探头的位置,使共振信号达到最强。

在仪器调节和使用过程中,可能会出现低频干扰,可通过将装置各部件外壳相连,接地或调整仪器布局等方法来解决。由于产生低频干扰的原因比较复杂,消除也较困难,具体采用什么措施好,需要通过实验,根据不同情况,选择不同的方法。当改变样品或者改变振荡频率后,应通过调"边振调节",重调振荡器工作状态(本装置 ^{1}H 的共振频率调在 12.8M~13.4MHz 附近时,实验效果较好)。

【实验步骤】

(1) 用水做样品,观察质子(^{1}H)的核磁共振吸收信号,并测量磁场强度。

本仪器是采用连续波方式产生 NMR,用自插法检测 NMR 信号,实验时首先把被测样品装入振荡器本身的回路线圈内,并把这个含有样品的线圈放到稳恒磁场中,线圈放置的位置必须保证使线圈产生的射频磁场方向与稳恒磁场方向垂直,然后接通电源,使射频振荡器发生某个频率的振荡,并连续不断地加到样品线圈上,这时根据 NMR 条件 $\omega=\gamma B_0$(ω 为射频场电磁波的角频率,B_0 为稳恒磁场的强度,γ 为核的旋磁比)。可以通过固定 ω 而逐步改变 B_0 或固定 B_0 而逐步改变 ω 办法,使其达到共振点。同时,让一小的 50 Hz 正弦交流电加到磁铁的调制线圈上,并同时分出一路,通过移相器接到示波器的水平输入轴,以实现二者的同步扫描,当磁场扫描到共振点时,可在示波器上观察到如图 20-6 的两个形状对称的信号波形,它对应于调制磁场 B_m 一周内发生两次核磁共振,再细心地把波形调节到示波器荧光屏的中心位置上并使两峰重合,这时质子共振频率和磁场满足条件 $\omega=\gamma B_0$。若用示波器内扫描,则可见到图 20-6 所示的等间隔的共振吸收信号。

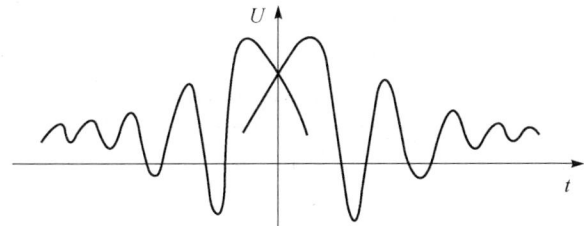

图 20-6 共振吸收信号示意图

由于质子旋磁比已知($\gamma_H=2.67522\times 10^2$ MHz/T),所以只要测出与待测磁场相对应的共振频率 F_H 即可由公式:

$$B_0 = \frac{\omega}{\gamma_H} = \frac{2\pi F_H}{\gamma_H}$$

算出被测磁场强度。式中频率的单位为 MHz。

(2) 用聚四氟乙烯棒做样品,观察 ^{19}F 的核磁共振现象,并测定其旋磁比 γ_F 和核磁矩 μ_I。

由于 ^{19}F 的核磁共振信号比较弱,观察时要特别细心,应缓慢调节磁场或射频频率,找到共振吸收信号并调节到间隔相等,测量射频频率 F_H 和磁场 B_F,即可算出 ^{19}F 的旋磁比。因质子旋磁比 γ_H 已知,磁场 B_F 用 ^1H 核磁共振的方法测定,可用公式

$$\gamma_H = 2\pi \frac{f_F}{B_H} = \frac{f_H \gamma_H}{f_H}$$

计算出 ^{19}F 的旋磁比。其中,f_F 和 f_H 分别为 ^{19}F 和 ^1H 的核磁共振频率。

由 $\mu_I = \gamma_F P_I$,$P_I = \hbar I$ 可知

$$\mu_I = \gamma_F \hbar I$$

其中，$\hbar=\dfrac{h}{2\pi}$，所以有

$$\mu_{\mathrm{I}} = hI\gamma_{\mathrm{F}}/2\pi$$

式中，h 为普朗克常量，$h=6.62608\times10^{-34}\mathrm{J\cdot s}$；$\mu_{\mathrm{N}}=5.0579\times10^{-27}\mathrm{J/T}$。$I$ 为自旋量子数，$^{19}\mathrm{F}$ 的 I 值为 $1/2$。

【实验记录及结果】

(1) 水样品($^{1}\mathrm{H}$)（质子旋磁比 $\gamma_{\mathrm{H}}=2.67522\times10^{2}\mathrm{MHz/T}$）。

表 20-1　实验数据记录表

实验次数	1	2	平均值
共振频率 $f_{\mathrm{H}}/\mathrm{MHz}$			
磁场强度 B_0			

(2) 聚四氟乙烯样品($^{19}\mathrm{F}$)（磁场强度不变 $B_{\mathrm{F}}=B_0$）。

表 20-2　实验数据记录表

实验次数	1	2	平均值
共振频率 $f_{\mathrm{F}}/\mathrm{MHz}$			
$^{19}\mathrm{F}$ 旋磁比 $\gamma_{\mathrm{F}}=$	核磁矩 $\mu_{\mathrm{I}}=$		

实验 21　印相及放大技术

【实验目的】

初步掌握印相及放大的基本知识和技术。

【实验原理】

印相及放大的光学原理与对实物摄影的光学原理是很相似的。经过感光及显影的胶卷,由于光的化学作用,它上面的景物黑度和实际的景物黑度刚相反,即黑的实物转化为底片上白的像,而白的实物则成为底片上黑的像,如黑的头发,在底片上则呈现为白的,因此人们称底片为"负片"。为了要得到和实际景物黑度相同的照片,还需要第二次光化学转化,将感光纸在底片(即负片)上直接印相或放大成为"正像"的照片。

在印相放大时,应根据负片的实际情况(即底片的密度与反差)选择感光纸和掌握好曝光时间。所谓底片的密度,通俗地讲就是底片银粒变黑的程度,底片上黑色银粒集结得多就称为密度大,黑色银粒集结得少就称为密度小。密度的大小,涉及印放时曝光时间的长短,而反差指的是一张底片上的明暗差别。明暗对比强烈的称为反差大(或强);反之,称为反差小(或弱)。反差强弱,关系到相纸的选择。因为密度与反差都是通过黑色银粒的集结程度来显示的。所以尽管这两者在概念上有差别,但实际上它们又是有内在联系的。一般情况下,密度大,反差也大;密度小,反差也小,但也有例外。

感光纸(相纸)的种类较多,目前国产的相纸有 1 号软性、2 号较软(或称中性)、3 号较硬及 4 号硬性等四种规格,号码越大,表示感光速度越小,反差越强。印相时应根据底片的反差等级来选择相纸。反差强的底片应配反差弱的相纸;反之,反差弱的底片则应配反差强的相纸(表 21-1)。

表 21-1　相纸规格表

底片的反差	相纸的规格
强	软(1 号)
弱	硬(3、4 号)
适中	中(2 号)

【实验仪器】

安全灯(暗室照明的红灯)、印相机(图 21-1,其中红灯是安全灯、乳白灯是曝光光源)、放大机(图 21-2)、相纸、各种药液(图 21-3)、镇纸板(图 21-4)及上光机等。

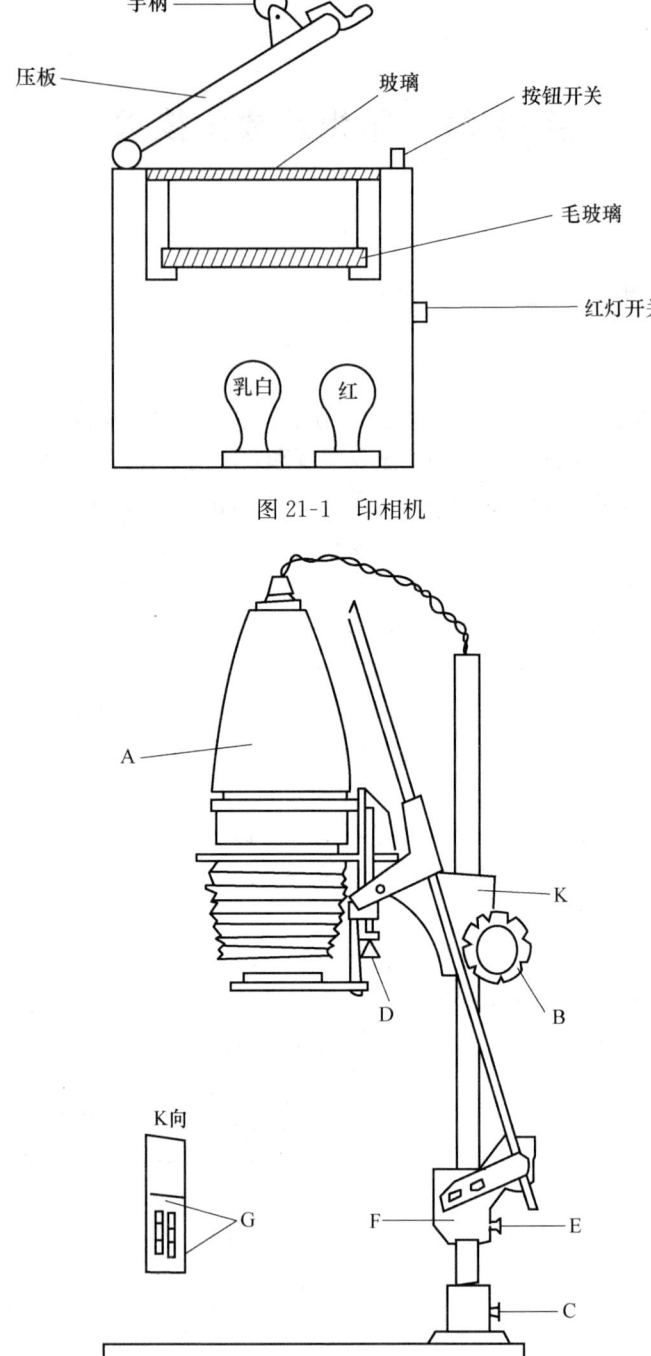

图 21-1 印相机

图 21-2 放大机
A. 灯罩；B. 升降轮；C. 紧定螺钉；D. 微调螺钉；E. 定位螺钉；F. 固定块；G. 横支架螺钉

实验 21 印相及放大技术

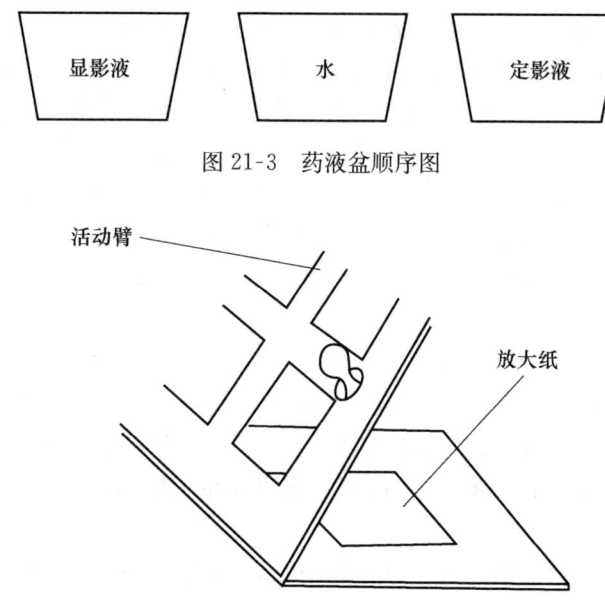

图 21-3 药液盆顺序图

图 21-4 镇纸板

【操作步骤】

1. 准备工作

(1) 将印相机的玻璃及底片(负片)上的灰尘用手帕或柔软毛刷擦干净。
(2) 按照片的尺寸做黑纸框。
(3) 观察底片和相纸的药膜面和非药膜面(背面)。在红灯下底片的背面迎着光看有反光,而药膜面则无反光。相纸的药膜面是光滑的(有反光)。在印相和放大时,负片的药膜面均应对着相纸的药膜面。
(4) 将各种药液盆子按图 21-3 顺序排列。

2. 印相

(1) 点亮印相机内安全灯,将底片放在玻璃板上,套黑纸框。调节亮度旋钮到适当位置。
(2) 取小块相纸做试验:①将试样相条放在负片上,另用黑纸盖相纸条的 4/5;②关掉印相机内的安全灯,并将手柄按下,此时印相机内照明灯点亮,相纸曝光。曝光的时间可用计时器,或以默读数字(速度要均匀)计算,让相纸曝光 2s,立即打开相机的压板;③然后将黑纸条后移 1/5,再让相纸曝光 2s,这样逐渐后移使得试样各部分的曝光时间分别为 10s、8s、6s、4s、2s;④将相纸条投入显影液中让它显影 3min,找到合适的曝光时间。
(3) 将印相纸放在负片上,根据试样时取得的结果进行曝光。

(4) 用夹子将曝光后的相纸药膜面朝下地放在显影液中。

(5) 显影 1min 后，将相纸药膜面朝上翻过来，此时应注意相纸上的黑白色调变化，当黑白色调达到合适程度时，立刻用夹子将它投入清水盆中，并用另一把夹子很快地取出并投入定影液中(注意：第一把夹子不得和清水接触！)。

(6) 定影时间一般为 10～15min。中间要适当地翻动照片，以保证定影质量。

(7) 然后将照片投入清水中冲洗，时间越长越好。

(8) 将水洗后的照片放在上光机上上光，待干后取出，裁边。

3. 放大

(1) 将放大机内的底片夹(底片架)拉出，擦净玻璃上的灰尘。

(2) 将负片安装进底片架，使药膜面向下，然后一起装进放大机待放大。

(3) 将镇纸板放在放大镜头下方，用一张废相纸(其背面向上)或其他白纸装进镇纸板内(图 21-4)。

(4) 点亮放大机内照明光源，升降放大机镜头，进行对焦，使投射到相纸上的影像全部清晰。

(5) 移动镇纸板或它的两支活动臂，在放大后的图像上取景。

(6) 切断放大机电源，取一条放大纸，其药膜面向上，放在放大图像的主要部位(如人像中的眼睛或风景照中的主题区域)，进行类似于印相操作的试样，以便测得合适的曝光时间。

(7) 将放大纸装进镇纸板。依据试样时取得的曝光时间开机进行曝光。

(8) 按印相的操作步骤将曝光后的放大纸依次投入各种药液中，进行显影、定影、冲洗和上光等操作。

【注意事项】

(1) 在显影液中不得滴入定影液，否则将使显影液失效，因此操作时，务必严格实行隔离。

(2) 拿底片时应拿在底片的周围，不能污染底片的中央部位，以免在底片上留下擦不掉的指纹。有汗的手切勿摸相纸的药膜面。

(3) 印放完毕应将药液倒回瓶子，并立即用水冲洗盛药液的盆子，否则将使盆子产生很难洗掉的黄垢。

(4) 显影液会使衣服褪色，使用时应加注意。

实验 22 单缝和单丝衍射实验

【实验目的】

（1）观察单缝、单丝、小孔的夫琅禾费衍射现象，了解缝宽、线径、孔径变化引起衍射图样变化的规律，加深对光的衍射理论的理解。

（2）利用衍射图样测量单缝的宽度和单丝的直径。并将实验结果与其他方法测量结果进行比较。

【实验原理】

夫琅禾费衍射中光源发出的平行光垂直照射在单缝（或单丝）上。根据惠更斯-菲涅耳原理，单缝上每一点都可以看成是向各方向发射球面子波的新波源，波在接收屏上叠加形成一组平行于单缝的明暗相间的条纹。为实现平行光的衍射，即要求光源 S 及接收屏到单缝距离都是无限远或相当无限远，因而实验中借助两个透镜来实现，如图 22-1 所示。位于透镜 L_1 的前焦平面上的"单色狭缝光源"S，经透镜 L_1 后变成平行光，垂直照射在单缝 D 上，通过单缝 D 衍射在透镜 L_2 的后焦平面上，呈现出单缝的衍射光样，它是一组平行于狭缝的明暗相间的条纹。如图 22-2 所示。

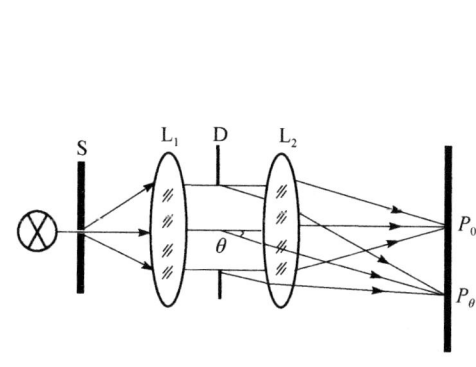

图 22-1 夫琅禾费衍射原理图

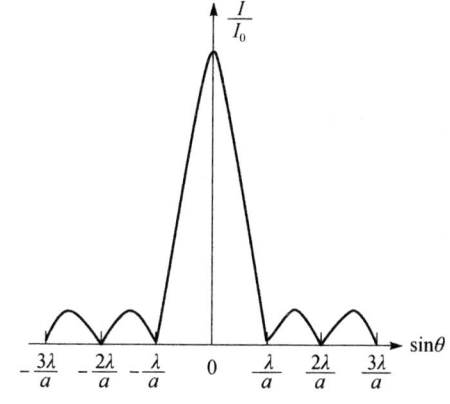

图 22-2 夫琅禾费衍射光强图

和单缝平面垂直的衍射光束会聚于接收屏上 $x=0$ 处（P_0 点），是中央亮条纹的中心，其光强度为 I_0；与光轴成角 θ 的衍射光束会聚于 P_θ 处，由惠更斯-菲涅耳原理可得 P_θ 处的光强 I_θ 为

$$I_\theta = I_0 \frac{\sin^2 u}{u^2}, \quad u = \frac{\pi d \sin\theta}{\lambda} \quad (22\text{-}1)$$

式中,d 为狭缝宽度,λ 为单色光波长,θ 为衍射角,当 $\theta=0$ 时,$I=I_0$ 是中央主极大。当 $\sin\theta = k\lambda/d$ 时,出现暗条纹,其中 $k=\pm1,\pm2,\cdots$,在暗条纹处,光强 $I=0$。由于 θ 很小,故 $\sin\theta \approx \theta$,所以近似认为暗条纹出现在 $\theta = k\lambda/d$。中央亮条纹的角度 $\Delta\theta = 2\lambda/d$,其他任意两条相邻暗条纹之间夹角 $\Delta\theta = \lambda/d$,即暗条纹以 $x=0$ 处为中心,等间距地左右对称分布。除中央亮条纹以外,两相邻暗条纹之间的宽度是中央亮条纹宽度的 1/2。当使用激光器作光源时,由于激光器的准直性,可将透镜 L_1 去掉。如果屏远离单缝(或金属丝),则透镜 L_2 也可省略。

当单缝至屏距离 $z \gg d$ 时,θ 很小,此时 $\sin\theta \approx \tan\theta = \frac{x_k}{z}$,所以各级暗条纹衍射角应为

$$\sin\theta \approx \frac{k\lambda}{d} = \frac{x_k}{z} \quad (22\text{-}2)$$

所以单缝的宽度为

$$d = \frac{k\lambda z}{x_k} \quad (22\text{-}3)$$

式中,k 为暗条纹级数,z 为单缝至屏之间的距离,x_k 为第 k 级暗条纹距中央主极大中心位置距离。

将单丝代替单缝,式(22-2)和式(22-3)同样成立。

【实验仪器】

光具座、半导体激光器(波长 650nm)及转盘、单缝(三种缝宽)、单丝(三种线径)架、小孔架(板)、屏、米尺、直尺、读数显微镜、激光器专用电源。

【实验步骤】

(1) 观察夫琅禾费单缝衍射、单丝衍射和小孔衍射。将半导体激光器和单缝通过滑块和支架放置于光具座上,屏通过滑块放在桌面上,屏与单缝的间距大于 1m,屏与缝的距离可以用米尺测量滑块下刻线间距正确得到。观察不同缝宽时,屏上衍射图样的变化,试解释其变化的原因;再用单丝和小孔替代单缝观察不同线径或孔径时,屏上观察到衍射图样的变化,说明衍射图样变化原因。

(2) 测量某金属细丝直径。用米尺测量屏与细丝的间距 z。用直尺测量第 k 级暗条纹中心与第 $-k$ 级暗条纹中心的距离 $2\overline{x_k}$,测量 5 次,求平均值 $\overline{x_k}$。已知激光器波长 $\lambda = 650.0$nm,将实验数据代入式(21-3)中,求金属细丝直径 d,并与读数显微镜测量结果比较。

(3) 用上述相似的方法,测量单缝宽度 d,并与读数显微镜测量结果比较。

【注意事项】

（1）不要正对着激光束观察，以免损坏眼睛。

（2）测量第 k 级暗条纹中心距中央主极大光斑中心的距离，可以在屏上贴一张作图纸画点测量，也可用白色纸用铅笔画点。

（3）半导体激光器工作电压为直流电压 3V，应用专用 220V/3V 直流电源工作（该电源可避免接通电源瞬间电感效应产生高电压的功能），以延长半导体激光器的工作寿命。

【实验记录及结果】

（1）单丝直径的测量。由光的衍射可知

$$d\sin\theta = k\lambda$$

式中，k 为衍射级次，λ 为单色光的波长，d 为待测金属直径，θ 为衍射角。

由实验光路可得

$$\sin\theta \approx \tan\theta = \frac{x_k}{z}$$

则

$$d = \frac{k\lambda z}{x_k}$$

式中，k 为暗条纹级数，z 为金属丝与衍射成像屏之间的距离，x_k 为第 k 级暗条纹中心距中央主极大光斑中心的距离。z 用米尺测量，x_k 用量程 15cm 的直尺测量。

单丝直径测量数据见表 22-1，$\lambda = 650.0$nm。

表 22-1　实验数据记录表

k	z/cm	$\overline{x_k}$/cm	d/mm
5			
10			

用读数显微镜测得单丝平均值：$\overline{d} = \_\_\_\_$ mm。

两者测量单丝直径 d 的百分差为____。

（2）单缝缝宽 d 测量。与单丝衍射情况相同，单缝缝宽测量公式为 $d = \dfrac{k\lambda z}{x_k}$。测量结果填入表 22-2。

表 22-2　实验数据记录表

k	z/cm	$\overline{x_k}$/cm	d/mm
4			

用 JCD3 型读数显微镜测得缝宽 $\overline{d} = \_\_\_\_$ mm。

实验 23 单 摆 实 验

【实验目的】

验证摆长与周期之间的关系,求出重力加速度 g。

【实验原理】

在忽略空气阻力和浮力的情况下,由单摆振动时能量守恒,可以得到质量为 m 的小球在摆角为 θ 处动能和势能之和为常量,即

$$\frac{1}{2}mL^2\left(\frac{\mathrm{d}\theta}{\mathrm{d}t}\right)^2 + mgL(1-\cos\theta) = E_0 \tag{23-1}$$

式中,L 为单摆摆长,θ 为摆角,g 为重力加速度,t 为时间,E_0 为小球的总机械能。因为小球在摆幅为 θ_m 处释放,则有

$$E_0 = mgL(1-\cos\theta_m)$$

代入式(23-1),解方程得到

$$\frac{\sqrt{2}}{4}T = \sqrt{\frac{L}{g}} \int_0^{\theta_m} \frac{\mathrm{d}\theta}{\sqrt{\cos\theta - \cos\theta_m}} \tag{23-2}$$

式中,T 为单摆的振动周期。

令 $k=\sin(\theta_m/2)$,并作变换 $\sin(\theta/2)=k\sin\varphi$ 有

$$T = 4\sqrt{\frac{L}{g}} \int_0^{\pi/2} \frac{\mathrm{d}\varphi}{\sqrt{1-k^2\sin^2\varphi}}$$

这是椭圆积分,经近似计算可得到

$$T = 2\pi\sqrt{\frac{L}{g}}\left[1+\frac{1}{4}\sin^2\left(\frac{\theta_m}{2}\right)+\cdots\right] \tag{23-3}$$

在传统的手控计时方法下,单次测量周期的误差可达 $0.1\sim0.2\mathrm{s}$,而多次测量又面临空气阻尼使摆角衰减的情况,因而式(23-3)只能考虑到一级近似,不得不将 $\frac{1}{4}\sin^2\left(\frac{\theta_m}{2}\right)$ 项忽略。

如果在一固定点上悬挂一根不能伸长无质量的线,并在线的末端悬一质量为 m 的质点,这就构成一个单摆。当摆角 θ_m 很小时(小于 3°),单摆的振动周期 T 和摆长

L 有如下近似关系：

$$T = 2\pi \sqrt{\frac{L}{g}} \quad \text{或} \quad T^2 = 4\pi^2 \frac{L}{g} \qquad (23\text{-}4)$$

当然，这种理想的单摆实际上是不存在的，因为悬线是有质量的，实验中又采用了半径为 r 的金属小球来代替质点。所以，只有当小球质量远大于悬线的质量，而它的半径又远小于悬线长度时，才能将小球作为质点来处理，并可用式(23-4)进行计算。但此时必须将悬挂点与球心之间的距离作为摆长，即 $L = L_1 + r$，其中 L_1 为线长。如固定摆长 L，测出相应的振动周期 T，即可由式(23-4)求 g。也可逐次改变摆长 L，测量各相应的周期 T，再求出 T^2，最后在坐标纸上作 T^2-L 图。如图是一条直线，说明 T^2 与 L 成正比关系。在直线上选取两点 $P_1(L_1, T_1^2)$，$P_2(L_2, T_2^2)$，由两点式求得斜率 $k = \dfrac{T_2^2 - T_1^2}{L_2 - L_1}$；再从 $k = \dfrac{4\pi^2}{g}$ 求得重力加速度，即

$$g = 4\pi^2 \frac{L_2 - L_1}{T_2^2 - T_1^2}$$

【实验仪器】

FD-DB-Ⅱ 单摆实验仪。

图 23-1 给出单摆实验仪的面板设置，图 23-2 为整个实验装置的简图。

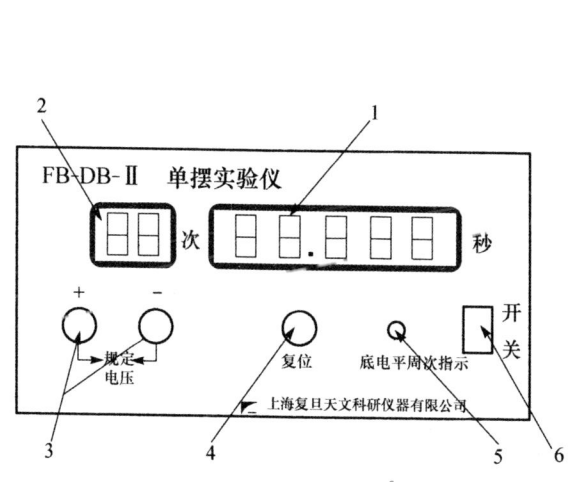

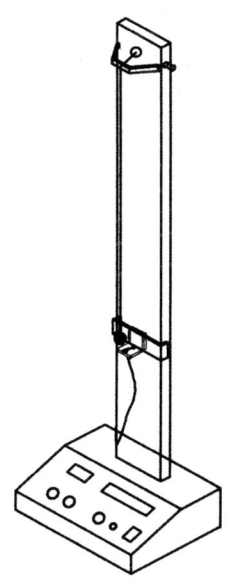

图 23-1 单摆实验仪的面板

1. 计时显示；2. 周期显示；3. 周期设定；
4. 复位；5. 底电平指示；6. 电源开关

图 23-2 实验装置简图

【实验步骤】

(1) 连接好实验装置。
(2) 调整摆长,使摆长 $L=0.35\text{m}$。
(3) 使摆角 $\theta<3°$,测量周期 T,记录 T 填入表 23-1,重复测量 5 次。
(4) 改变摆长,重复步骤(2)、(3)。
(5) 在坐标纸上作 T^2-L 图,求斜率 k。
(6) 求重力加速度 g。

【实验记录及结果】

(1) 摆角 $\theta<3°$,改变摆长求得 g。

表 23-1　实验数据记录表

L/m	T/s						T^2
	第1次	第2次	第3次	第4次	第5次	平均值	
0.35							
0.40							
0.45							
0.50							
0.55							

(2) 由表 23-1 数据作 T^2-L 图,并进行直线拟合,即得斜率 k。
(3) 求重力加速度 $g=4\pi^2/k$。

实验 24　三线摆法测转动惯量

【实验目的】

(1) 学习用三线摆法测量物体的转动惯量,相同质量的圆盘和圆环绕同一转轴扭转,实验所得转动惯量不同,说明转动惯量与质量分布有关。
(2) 验证转动惯量的平行轴定理。
(3) 学习用激光光电传感器精确测量三线摆扭转运动的周期。

【实验原理】

转动惯量是物体转动惯性的量度。物体对某轴的转动惯量的大小,除了与物体的质量有关外,还与转轴的位置和质量的分布有关。正确测量物体的转动惯量,在工程技术中有着十分重要的意义。例如,正确测定炮弹的转动惯量,对炮弹命中率有着不可忽视的作用。机械装置中飞轮的转动惯量大小,直接对机械的工作有较大影响。有规则物体的转动惯量可以通过计算求得,但对几何形状复杂的刚体,计算则相当复杂,而用实验方法测定,就简便得多,三线扭摆就是通过扭转运动测量刚体转动惯量的常用装置之一。

三线摆是将一个匀质圆盘,以等长的三条细线对称地悬挂在一个水平的小圆盘下面构成的。每个圆盘的三个悬点均构成一个等边三角形。如图 24-1 所示,当底圆盘 B 调成水平,三线等长时,B 盘可以绕垂直于它并通过两盘中心的轴线 O_1O_2 做扭转摆动,扭转的周期与下圆盘(包括其上物体)的转动惯量有关,三线摆法正是通过测量它的扭转周期去求已知质量物体的转动惯量。

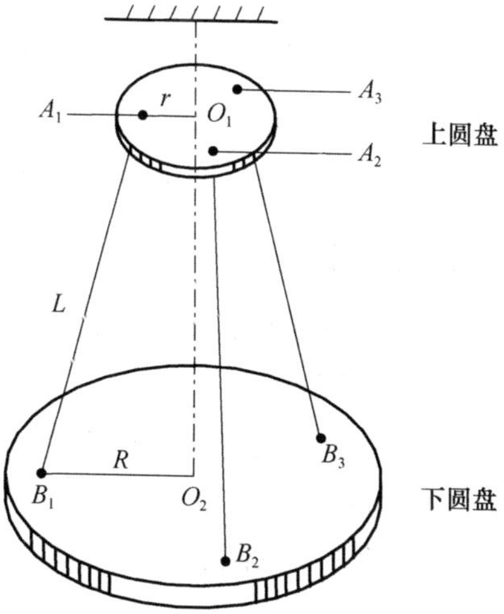

由节末附的推导可知,当摆角很小,三悬线很长且等长,悬线张力相等,上下圆盘平行,且只绕 O_1O_2 轴扭转的条件下,下圆盘 B 对 O_1O_2 轴的转动惯量 J_0 为

图 24-1　三线摆

$$J_0 = \frac{m_0 g R r}{4\pi^2 H} T_0^2 \tag{24-1}$$

式中,m_0 为下圆盘 B 的质量,r 和 R 分别为上圆盘 A 和下圆盘 B 上线的悬点到各自

圆心 O_1 和 O_2 的距离(注意 r 和 R 不是圆盘的半径), H 为两盘之间的垂直距离, T_0 为下圆盘扭转的周期。

若测量质量为 m 的待测物体对于 O_1O_2 轴的转动惯量 J, 只需将待测物体置于圆盘上, 设此时扭转周期为 T, 对于 O_1O_2 轴的转动惯量为

$$J_1 = J + J_0 = \frac{(m+m_0)gRr}{4\pi^2 H}T^2 \qquad (24\text{-}2)$$

于是得到待测物体对于 O_1O_2 轴的转动惯量为

$$J = \frac{(m+m_0)gRr}{4\pi^2 H}T^2 - J_0 \qquad (24\text{-}3)$$

上式表明,各物体对同一转轴的转动惯量具有相叠加的关系,这是三线摆方法的优点。为了将测量值和理论值比较,安置待测物体时,要使其质心恰好和下圆盘 B 的轴心重合。

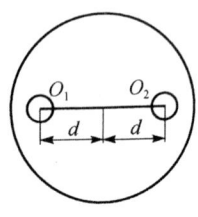

图 24-2 平行轴定理实验原理图

本实验还可验证平行轴定理。如把一个已知质量的圆柱体放在下圆盘中心,质心在 O_1O_2 轴,测得其转动惯量为 J_2; 然后把其质心移动距离 d, 为了不使下圆盘倾翻,用两个完全相同的圆柱体对称地放在圆盘上,如图 24-2 所示。设两圆柱体质心离开 O_1O_2 轴距离均为 d (即两圆柱体的质心间距为 $2d$) 时,对于 O_1O_2 轴的转动惯量为 J_3, 设一个圆柱体质量为 m, 则由平行轴定理可得

$$md^2 = \frac{J_3}{2} - J_2 \qquad (24\text{-}4)$$

由此测得的 d 值和用长度器实测的值比较,在实验误差允许范围内两者相符的话,就验证了转动惯量的平行轴定理。

【实验仪器】

新型转动惯量测定仪平台、米尺、游标卡尺、计数计时仪、水平仪,样品为圆盘、圆环及圆柱体 3 种。

为了尽可能消除下圆盘的扭转振动之外的运动,三线摆仪上圆盘 A 可方便地绕 O_1O_2 轴做水平转动。测量时,先使下圆盘静止,然后转动上圆盘,通过三条等长悬线的张力使下圆盘随着做单纯的扭转振动。

【实验步骤】

(1) 测定下圆盘对于 O_1O_2 轴的转动惯量 J_0, 与理论值进行比较。理论值公式为:圆盘(或圆柱体)$J = \frac{1}{8}mD^2$ (D 为直径);圆环 $J = \frac{1}{8}m(D_内^2 + D_外^2)$, R 和 r 由实验

室给出，或按图 24-3 所示可得

$$r = \frac{\sqrt{3}}{3}a$$

（2）测圆环或圆盘对于 O_1O_2 的转动惯量 J，与理论值比较。

（3）验证平行轴定理。

将两个直径为 D 的圆柱体放置在悬盘上，使它们的间距为 $2d$，如图 24-2 所示，d 为圆柱体中心轴线与转轴间距离，两圆柱体中心连线通过转轴。测得 J_3 和 J_2，按式(24-4)计算 md^2 值，并与理论值进行比较。

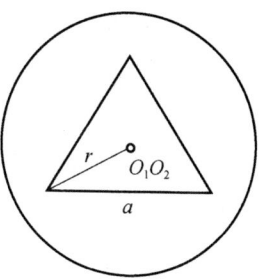

图 24-3　三悬点示意图

【实验记录及结果】

表 24-1　各周期的测定

测量项目		悬盘质量 $m_0=615.53$g	圆环质量 $m_1=235.05$g	2 圆柱体总质量 $2m_2=239.85$g	圆盘质量 $m_3=221.35$g
摆动周期数 n		20	20	20	20
20 周期时间 t/s	1				
	2				
	3				
	4				
	5				
平均值 $\bar{t}$/s					
平均周期 $T_i = \bar{t}/n$		$T_0=$	$T_1=$	$T_2=$	$T_3=$

表 24-2　上、下圆盘几何参数及其间距

测量项目		D/cm	H/cm	a/cm	b/cm	$R=\frac{\sqrt{3}}{3}\bar{a}$/cm	$r=\frac{\sqrt{3}}{3}\bar{b}$/cm
次数	1						
	2						
	3						
平均值							

表 24-3　圆环、圆柱体几何参数

测量项目		$D_内$/cm	$D_外$/cm	$D_盘$/cm	$D_{小柱}$/cm	$D_槽$/cm	$2d=D_槽-D_{小柱}$/cm
次数	1						
	2						
	3						
平均值							

(1) 实验计算得转动惯量值

$$J_0 = \frac{gRr}{4\pi^2 H} m_0 T_0^2 = \underline{\quad}$$

$$J_1 = \frac{gRr}{4\pi^2 H} (m_0 + m_1) T_1^2 = \underline{\quad}$$

$$J_2 = \frac{gRr}{4\pi^2 H} (m_0 + 2m_2) T_2^2 = \underline{\quad}$$

$$J_3 = \frac{gRr}{4\pi^2 H} (m_0 + m_3) T_3^2 = \underline{\quad}$$

$$J_{m_1} = J_1 - J_0 = \underline{\quad}$$

$$J_{m_2} = \frac{J_2 - J_0}{2} = \underline{\quad}$$

$$J_{m_3} = J_3 - J_0 = \underline{\quad}$$

(2) 理论计算值

$$J'_0 = \frac{1}{8} m_0 D_1^2 = \underline{\quad}$$

$$J'_{m_1} = \frac{1}{8} m (D_内^2 + D_外^2) = \underline{\quad}$$

$$J'_{m_2} = \frac{1}{8} \times m_2 D_{小柱}^2 + m_2 d^2 = \underline{\quad}$$

$$J'_{m_3} = \frac{1}{8} \times m_3 \times D_{小柱}^2 = \underline{\quad}$$

(3) 误差分析

下悬盘误差：$\dfrac{|J'_0 - J_0|}{J'_0} = \underline{\quad}$

圆环误差：$\dfrac{|J'_{m_1} - J_{m_1}|}{J'_{m_1}} = \underline{\quad}$

小圆柱误差：$\dfrac{|J'_{m_2} - J_{m_2}|}{J'_{m_2}} = \underline{\quad}$

圆盘误差：$\dfrac{|J'_{m_3} - J_{m_3}|}{J'_{m_3}} = \underline{\quad}$

【思考题】

(1) 试分析式(24-1)成立的条件。实验中应如何保证待测物转轴始终和 O_1O_2 轴重合？

(2) 将待测物体放到下圆盘(中心一致)测量转动惯量，其周期 T 一定比只有下圆盘时大吗？为什么？

实验 25　迈克耳孙干涉仪测 He-Ne 激光的波长

【实验目的】

（1）学习迈克耳孙干涉仪的调整和使用。
（2）学习用迈克耳孙干涉仪测量单色光波长及薄玻璃片厚度的方法。

【实验原理】

迈克耳孙干涉仪工作原理如图 25-1 所示。图中 S 为光源，G_1 为分束板，G_1 的一面镀有半反射膜，使照在上面的光线一半反射另一半透射；G_2 为补偿板，M_1、M_2 为平面反射镜。

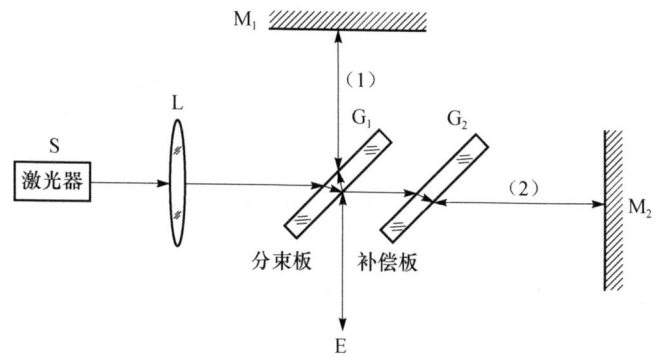

图 25-1　迈克耳孙干涉仪工作原理图

光源 S 发出的光扩束后（光纤出射激光已经扩束，无需另加扩束镜），射入 G_1 板，在半反射面上分成两束光：光束(1)经 G_1 板内部折向 M_1 镜，经 M_1 反射后返回，再次穿过 G_1 板，到达屏 E；光束(2)透过半反射面，穿过补偿板 G_2 射向 M_2 镜，经 M_2 反射后，再次穿过 G_2，由 G_1 下表面反射到达屏 E。两束光相遇发生干涉。

补偿板 G_2 的材料和厚度都和 G_1 板相同，并且与 G_1 板平行放置。考虑到光束(1)两次穿过玻璃板，G_2 的作用是使光束(2)也两次经过玻璃板，从而使两光路条件完全相同，这样，可以认为干涉现象仅仅是由 M_1 镜与 M_2 镜之间的相对位置引起的。

为清楚起见，光路可简化为如图 25-2 所示，

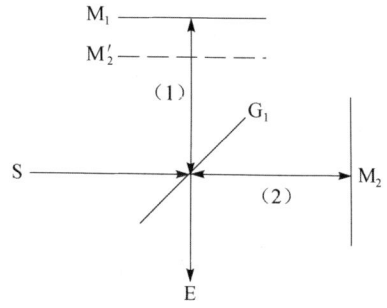

图 25-2　迈克耳孙干涉仪等效光路图

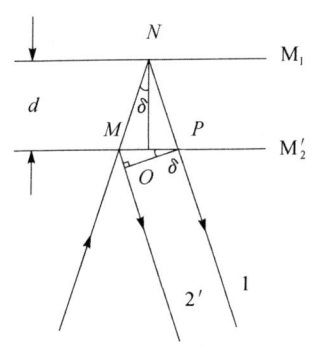

图 25-3 等倾干涉的等效光路图

观察者自 E 处向 G_1 板看去,透过 G_1 板,除直接看到 M_1 镜之外,还可以看到 M_2 镜在 G_1 板的反射像 M_2',M_1 镜与 M_2' 构成空气薄膜。事实上 M_1、M_2 镜所引起的干涉,与 M_1、M_2' 之间的空气层所引起的干涉等效。

1. 干涉法测光波波长原理

当 M_1 镜垂直于 M_2 镜时,M_1 与 M_2' 相互平行,相距为 d。若光束以同一倾角入射在 M_1 与 M_2' 上,反射后形成 1 和 $2'$ 两束相互平行的相干光,如图 25-3 所示。过 P 作 PO 垂直于光线 $2'$。因 M_1 与 M_2' 之间为空气层,$n \approx 1$,则两光束的光程差 Δ 为

$$\Delta = MN + NP - MO = \frac{d}{\cos\delta} + \frac{d}{\cos\delta} - PM\sin\delta$$
$$= \frac{2d}{\cos\delta} - 2d\tan\delta\sin\delta \tag{25-1}$$

当 $\delta = 0$ 时,对应于从两镜面的法线方向反射过来的光波,具有最大的光程差,故中心条纹的干涉级次最高。中心点的亮暗完全由 d 确定,当 $d = k\lambda/2$ 时,中心为亮点。当 d 值每改变 $\lambda/2$ 时,干涉条纹变化一级。也即,M_1 与 M_2' 之间的距离每增加(或减少)$\lambda/2$,干涉条纹的圆心就吞入(或吐出)一个圆环。"冒出"或"缩进"的条纹数 Δk 与位置变化 Δd 之间的关系为

$$\lambda = 2\Delta d/\Delta k \quad \text{或} \quad \Delta d = \Delta k \frac{\lambda}{2} \tag{25-2}$$

可见只要测定位置改变量 Δd 和相应的级次变化量 Δk,就可以用式(25-2)算出光波波长。

2. 等厚干涉法测薄玻璃片厚度原理(选做内容)

若 M_1 与 M_2' 成一很小的交角,能在 M_1 附近直接观察到等厚干涉条纹(不是在屏幕上)。事实上形成等厚干涉要求入射光来自平面光源,因此应当首先将光源更换为面光源。由于入射光倾角 θ 的影响,只有在 M_1 与 M_2' 之间距离等于零时,两面之间相交的一条直线附近的干涉条纹才近似是等厚条纹。随着 θ 的增大,直条纹将逐渐弯曲。使用白光作为光源时,在正中央 M_1、M_2' 交线处($d=0$)及附近才能看到干涉花纹。对各种波长的光来说,在交线上的光程差都为 0,故中央条纹是白色的。特别地,由于 M_1 与 M_2' 形成两劈尖正对的结构,所以中央白条纹两旁有十几条对称分布的彩色条纹。据此可以很容易判别出中央明条纹的位置。

实验时,首先调节出白光的等厚干涉花样,形成中央一条亮线、两侧彩色条纹对称分布的状态,记下此时的鼓轮读数 m_1。然后将厚度为 l 的待测薄玻璃片放入 M_1 镜所在光路中。注意玻璃片相对 M_1 镜平行。接下来转动微动鼓轮,使 M_1 镜向屏幕方向移动,直到白光的等厚干涉条纹再次出现(特别注意途中微动鼓轮不能反转)。记下这时的鼓轮读数 m_2。m_1 与 m_2 之差就是 M_1 镜移动的距离 Δd,这一距离与薄玻璃片带来的附加光程差 $l(n-1)$ 相等,即

$$\Delta d = l(n-1) \tag{25-3}$$

利用式(25-3)即可求得玻璃片厚度。

【实验仪器】

WSM-100 型迈克耳孙干涉仪、HNL-55700 型 He-Ne 激光器、毛玻璃片。

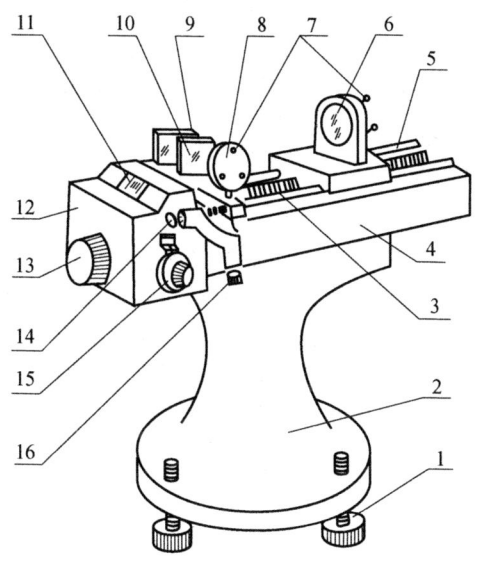

图 25-4 迈克耳孙干涉仪结构图

1. 调节螺钉;2. 铸铁底座;3. 精密丝杠;4. 机械台面;5. 导轨;6. 平面镜;7. 螺钉;8. 平面镜;9. 分束板;10. 补偿板;11. 读数窗;12. 齿轮系统;13. 粗动手轮;14. 拉簧螺丝;15. 微动手轮;16. 拉簧螺丝

迈克耳孙干涉仪结构如图 25-4 所示。9 和 10 分别为分束板和补偿板,$6(M_2)$ 和 $8(M_1)$ 为两互相垂直的平面镜。机械台面 4 固定在较重的铸铁底座 2 上,底座上有三个调节螺钉 1,用来调节台面的水平。在台面上装有螺距为 1mm 的精密丝杠 3,丝杠的一端与齿轮系统 12 相连接,粗动手轮 13 或微动手轮 15 都可使丝杠转动,从而使骑在丝杠上的反射镜 M_2 沿导轨移动。M_2 镜移动的位置及移动的距离可从装在台面 4 一侧的毫米标尺、读数窗 11 及微动手轮 15 上读出。粗动手轮 13 分为 100 分

格,它每转过 1 分格,M_2 镜就平移 0.01mm(由读数窗读出)。微动手轮 15 分为 100 格,每转一周手轮随之转过 1 分格。因此微动手轮转过 1 格,M_2 镜平移 0.0001mm,这样,最小读数可估计到 0.00001mm。于是,反射镜 M_2 在某种状态下的坐标为

$$L = l + m \times 10^{-2} + n \times 10^{-4} (\text{mm}) \qquad (25\text{-}4)$$

式中,l、m 和 n 分别为毫米标尺、手轮和微动鼓轮的读数(其中轮和微动鼓轮的读数为格数)。

M_1 镜 8 是固定在镜台上的。M_1、M_2 两镜的后面各有三个螺钉 7,可调节镜面的倾斜度。M_1 镜台下面还有一个水平方向的拉簧螺丝 14 和一个垂直方向的拉簧螺丝 16,其松紧使 M_1 产生一极小的形变,从而可对 M_1 镜倾斜度作更精细的调节。

【实验步骤】

1. 迈克耳孙干涉仪调节

仔细阅读仪器说明书,掌握迈克耳孙干涉仪调节使用的注意事项,充分理解各部件作用,以便正确、顺利地进行操作。

(1) 在读数前先调整零点,方法如下:将微动手轮 15 沿某一方向(如顺时针方向)旋转至零,然后以同方向转动粗动手轮 13 使之对齐某一刻度,这一步称为"校零"。此后,测量时只能仍以同方向转动微动手轮使 M_2 镜移动(测量不允许直接转动粗动手轮),这样才能使粗动手轮与微动手轮二者读数相互配合。

(2) 调整零点时,要注意转动微动手轮时,在读数窗口中可看到手轮刻度盘的变化,否则应使两者的齿轮系统齿合。测量时,为了使结果更准确,必须避免引入空程,也就是说,在调整好零点后,应使微动手轮按原方向转几圈(要回到零刻度丝上),直到干涉条纹开始移动以后,才可开始读数测量。

2. 观察等倾干涉条纹

(1) 仪器水平调节。

(2) 将多光束光纤激光的一束光纤安装在分光镜的前端,使出射的激光光斑照射在分光镜上,光轴基本与固定镜 M_1 垂直。光纤出射的激光已经扩束,故无需另加扩束镜。

(3) 转动粗动手轮,将移动镜 M_2 的位置置于机体侧面标尺所示约 32mm 处,此位置为固定镜和移动镜相对于分光镜的大约等光程位置。从毛玻璃屏处观察(此时不放毛玻璃屏),可看到由 M_1 与 M_2 各自反射的两排光点,仔细调整 M_1 和 M_2 后的三只调节螺丝,使两排光点像严格重合,这样 M_1 和 M_2 就基本垂直。装上毛玻璃屏,即可在屏上观察到非定域的等倾干涉条纹,再轻轻调节 M_1 后的调节螺丝,使出现的圆条纹中心正好处于毛玻璃屏的中心。

(4) 转动粗动手轮和微动手轮，使 M_2 在导轨上移动，并观察干涉条纹的形状、疏密及中心"吞"、"吐"条纹随光程差改变而改变的情况。

3. 测量 He-Ne 激光的波长

利用非定域的等倾干涉条纹测定波长。单向缓慢转动微调手轮移动 M_2，将干涉条纹圆环中心调至最暗（或最亮），记下此时 M_2 的位置，继续转动微调手轮，注意数干涉条纹中心"吞入"或"吐出"的条纹数，条纹每吞入（或吐出）50 个圆环记录一次 M_2 镜的位置，根据式(25-2)用逐差法处理数据，求出后与标准值($\lambda=632.8$nm)进行比较。

【注意事项】

(1) 迈克耳孙干涉仪是精密光学仪器，操作、调节应轻、慢、平滑。

(2) 精心保护分束镜、补偿镜和反射镜，必须保持镜面清洁，切忌用手触摸，镜面一经沾污，仪器将受损而不能正常使用。

(3) 改变 d 的过程中，不得将拖板调至滑轨尽头，以免损坏仪器。

(4) 实验中注意安全，特别是 He-Ne 激光器的使用，绝对不能使激光对准眼睛！

【实验记录及结果】

表 25-1　实验数据记录表

$\Delta N = N_{i+5} - N_i = 250$

N_i	移动条纹数	M_2 位置 e_i/mm	$\Delta d = \Delta e = e_{i+5} - e_i$
N_0	0		
N_1	50		
N_2	100		
N_3	150		
N_4	200		
N_5	250		
N_6	300		
N_7	350		$\overline{(e_{i+5}-e_i)} = $
N_8	400		$\Delta(e_{i+5}-e_i) = $
N_9	450		

$$\lambda = \bar{\lambda} \pm \Delta\lambda = \underline{\qquad}$$

$$\eta = \left|\frac{\bar{\lambda}-\lambda}{\lambda}\right| \times 100\% = \underline{\qquad}$$

【思考题】

(1) 试总结迈克耳孙干涉仪的调整方法和技巧。

(2) 怎样检查 M_1、M_2 两镜成垂直关系？

(3) 是否所有圆形干涉条纹都是等倾干涉条纹？怎样区分它们？试描述等倾干涉中，d 由大变小直至零时条纹疏密变化现象。

实验 26　发光二极管光照度与驱动电流关系测量实验

【实验目的】

了解发光二极管的工作原理及基本特性。

【实验原理】

某些半导体材料(如 GaAs)形成的 pn 结正向偏置时空穴与电子在 pn 结复合过程中将产生特定波长的光,发光的波长与半导体材料的能级间隙 E_g 有关,可由下式决定:

$$\lambda_p = hc/E_g \tag{26-1}$$

式中,h 为普朗克常量,c 为光速。在实际的半导体材料中能级间隙 E_g 有一定宽度,因此发光二极管发出的光波长不是单一的,其光谱宽度一般在 25~40nm,随半导体材料的不同而有差别。

发光二极管的输出光功率 P 与其驱动电流 I 之间的关系由下式确定:

$$P = \eta E_p I/e \tag{26-2}$$

式中,η 为发光的量子效率,E_p 为光子能量,e 为电子电荷数。由该式可见,输出功率与驱动电流呈线性关系,且当电流较大时由于 pn 结无法及时散热,发光效率将降低,发光二极管的输出光功率会出现饱和现象。

【实验仪器】

THQPE-1 型光电探测原理实验仪。

【实验步骤】

(1) 如图 26-1 接线,将直流电表和发光二极管串联接入 LED"光源驱动"恒流源中。

(2) 光照度计选择"2000lx"挡,直流电流表选择"20mA"挡。

(3) 将"电流调节"电位器逆时针旋到底,打开电源开关,顺时针旋转"电流调节"电位器,将电流表和光照度计的读数记入表 26-1 中。

(4) 根据表 26-1 实验数据作出发光二极管的电流-光

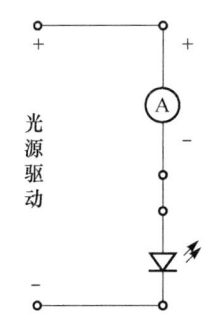

图 26-1　发光二极管特性测试实验接线图

照度关系曲线,并总结说明发光二极管的发光特性。

【实验记录及结果】

表 26-1 电流和光照度记录表

电流/mA	2	4	6	8	10	12	14	16	18
光照度/lx									

实验 27　光敏电阻实验

【实验目的】

了解光敏电阻的工作原理及其基本特性。

【实验原理】

光敏电阻利用的是半导体材料的光电导效应,在无光照时,光敏电阻具有很高的阻值;在有光照时,当光子的能量大于材料的禁带宽度时,价带中的电子将吸收光子的能量跃迁至导带,激发出电子-空穴对,使电阻降低。入射光越强,激发的电子-空穴对越多,电阻值越低;光照停止后,自由电子与空穴复合,导电性能下降,电阻恢复原值。

光敏电阻的光照特性是非线性的,因此不适合作为线性光敏元件,这是光敏电阻的缺点之一。所以在自动控制中光敏电阻常用作开关量的光电传感器使用。光敏电阻无极性,其工作特性与入射光光强、波长及外加电压有关。

【实验仪器】

THQPE-1 型光电探测原理实验仪。

【实验步骤】

1. 亮电阻和暗电阻测量

(1)将光源驱动接到发光二极管两端。
(2)用万用表测量光敏电阻的阻值,$R_{暗}>20\mathrm{M}\Omega$。
(3)按图 27-1 接线。
(4)将"电流调节"电位器与"电压调节"电位器逆时针旋转到底,直流电压表选择内测,打开电源开关。
(5)调节电源:调节"电流调节"电位器,使光照度计显示为"300lx",调节"电压调节"电位器使直流电压表读数为+5V,读取电流表和电压表的读数分别为亮电压 $U_{亮}$ 和亮电流 $I_{亮}$。
(6)计算 300lx 光照条件下光敏电阻的亮电阻:$R_{亮}=U_{亮}/I_{亮}$。

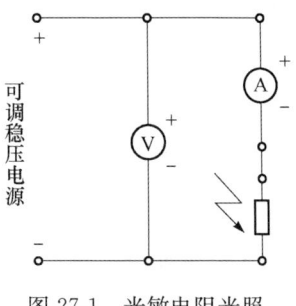

图 27-1　光敏电阻光照
特性实验接线图

2. 光照特性测量

(1) 调节"电压调节"电位器使直流电压表读数为+5V。

(2) 调节"电流调节"电位器改变光照度计的值,将光照度计和电流的数据填入表 27-1,并计算光敏电阻在不同光照下对应的电阻值。

3. 伏安特性测量

(1) 将光源驱动接到发光二极管的两端。

(2) 仍按图 27-1 接线。

(3) 调节"电流调节"电位器使光照度计显示为 100lx,改变光敏电阻的工作电压值,将电流表读数填入表 27-2。

(4) 改变光照度计示数位 300lx、500lx,重复步骤(3),将数据填入表 27-3 与表 27-4。

【实验记录及结果】

表 27-1　光敏电阻光照特性

光照度/lx	10	20	30	40	50	100	150	200	250	300	350
电流/mA											
电阻/kΩ											

表 27-2　100lx 下光敏电阻的伏安特性

电压/V	0.5	1	1.5	2	2.5	3	3.5	4	4.5	5	5.5
电流/mA											

表 27-3　300lx 下光敏电阻的伏安特性

电压/V	0.5	1	1.5	2	2.5	3	3.5	4	4.5	5	5.5
电流/mA											

表 27-4　500lx 下光敏电阻的伏安特性

电压/V	0.5	1	1.5	2	2.5	3	3.5	4	4.5	5	5.5
电流/mA											

(1) 在表 27-1 中,计算光敏电阻在不同光照度下的电阻值,并作出光敏电阻的光照-电阻曲线。

(2) 根据表 27-2～表 27-4 中的数据作出光敏电阻的伏安特性曲线。总结说明光敏电阻的特性。

附录 A 电子万用表的使用

万用表是一种常用的仪表,它可以测量交、直流电压和直流电流,还可以测量电阻等。其种类很多,但它们的工作原理和使用方法基本上相似。都是由一只高灵敏的电流表和若干电子元件组成直流电压表、直流电流表、交流电压表和欧姆表。使用时总是根据测量的对象,先拨好选择开关,然后用测试表棒(测试杆)去测量,最后在表面刻度上读数。这里以 UT50 万用表为例,将其使用方法介绍如下。

1. 操作前注意事项

(1) 将 POWER 开关按下,检查 9V 电池,如果电池电压不足,需更换电池。

(2) 测试笔插孔旁边的"!",表示输入电压或电流不应超过示值,这是为了保护内部线路免受损伤。

(3) 测试之前,功能开关应置于所需要的量程。

2. 直流电压测量

(1) 将黑色笔插入 COM 插孔,红表笔插入 V 孔。

(2) 将功能开关置于"V—"量程范围,并将测试表笔并接到待测电源或负载上,红表笔所接端子的极性将同时显示。

注意:

(1) 如果不知被测电压的范围,将功能开关置于最大量程并逐渐下调。如果显示器只显示"1",表示过量程,功能开关应置于更高量程。

(2) 测完电流后应及时将红表笔插回 V 插孔,以防误用电流挡测电压,损坏万用表。

3. 交流电压的测量

(1) 将黑表笔插入 COM 插孔,红表笔插入 V 插孔。

(2) 将功能开关置于"V～"量程范围,并将测试表笔并接到待测电源或负载上。

注意:如果不知被测电压的范围,将功能开关置于最大量程并逐渐下调。如果显示器只显示"1",表示过量程,功能开关应置于更高量程。

4. 直流电流测量

(1) 将黑表笔插入 COM 插孔,当测量最大值为 200mA 以下电流时,红表笔插入 mA 插孔;当测量最大值为 20A 的电流时,红表笔插入 A 插孔。

(2) 将功能开关置"A—"量程,并将测试笔串联接入到待测负载回路里,电流值显示的同时,将显示红表笔的极性。

注意：如果不知被测电流的范围，将功能开关置于最大量程并逐渐下调。如果显示器只显示"1"，表示过量程，功能开关应置于更高量程。

5. 交流电流的测量

（1）将黑表笔插入 COM 插孔，当测量最大值为 200mA 以下电流时，红表笔插入 mA 插孔；当测量最大值为 20A 的电流时，红表笔插入 A 插孔。

（2）将功能开关置于"A～"量程，并将测试表笔串联接入到待测负载回路里。

注意：如果不知被测电流的范围，将功能开关置于最大量程并逐渐下调。如果显示器只显示"1"，表示过量程，功能开关应置于更高量程。

6. 电阻的测量

（1）将黑表笔插入 COM 插孔，红表笔插入 Ω 插孔。

（2）将功能开关置于 Ω 量程，将测试表笔并接到待测电阻上。

注意：如果被测电阻超出所选量程的最大值，将显示过量程"1"，此时应选择更高的量程，对于 1MΩ 或更高的电阻，要几秒后才能稳定，对于高阻值读数这是正常的。当开路时仪表读数为"1"。当检查内部线路阻抗时，被测线路必须所有电源断开，电容电荷放尽。

7. 电容测试

连接待测电容之前，注意每次转换量程时复零需要时间，有漂移读数存在不会影响测试精度。将电容插入电容测试座中进行测试。

注意：须将电容先放电后再进行测试，否则可能损坏本表或引起测量误差。

8. 频率测量

（1）将红表笔插入 Hz 插孔，黑表笔插入 COM 插孔。

（2）将功能开关置于 kHz 量程，并将测试笔并接到频率源上，可直接从显示器上读取频率值。

9. 温度测量

测量温度时，将热电偶传感器的冷端（自由端）插入温度测试座中，请注意极性。热电偶的工作端（测温端）置于待测物上面或内部，可直接从显示器上读数，其单位为 ℃。

10. 二极管的测试及蜂鸣器的连续性测试

（1）将黑表笔插入 COM 插孔，红表笔插入 VΩ 插孔（红表笔极性为正）将功能开关置于"▶ •)"挡，并将表笔连接到待测二极管，读数为二极管正向压降的近似值。

（2）将表笔接在待测线路的两端，如果两端之间电阻值低于 70Ω，内置蜂鸣器发声。

11. 晶体管 hFE 测试

(1) 将功能开关置于 hFE 量程。

(2) 确定晶体管是 npn 或 pnp 型,将基极、发射极和集电极分别插入面板上相应的插孔。

(3) 显示器上将显示 hFE 的近似值。测试条件:
$$I_b \approx 10\mu A, \quad U_{ce} \approx 2.8V$$

12. 自动电源切断使用说明

仪表设有自动电源切断电路,当仪表工作时间约 30min,电源自动切断,仪表进入睡眠状态,这时仪表约消耗 $7\mu A$ 电流。仪表电源切断后若要重新开启电源,请重复按动电源开关两次。

附录 B SHARP EL-506A 电子计算器的使用方法

【注意事项】

(1) 计算器要避免高温、潮湿和充满灰尘的环境。

(2) 显示屏是玻璃(内涂液晶)，使用时要小心，不得重压、敲击。

(3) 擦拭计算器尤其是显示屏，必须用干净的干布，不能用湿布，更不能用溶剂之类的液体揩拭。

【使用方法】

1. 开、关机

开机按 $\boxed{\text{ON/C}}$，关机按 $\boxed{\text{OFF}}$ 键。

注意：若本机在一个操作键按后约 6min 不用，会自动关掉，如需再开，需重新按 $\boxed{\text{ON/C}}$ 键。

2. 算术和函数运算

(1) 算术运算。按四则运算习惯键入数字和运算符，再按"="键，即可得结果，运算时先作乘除后作加减，括号优先。

例1 计算 $5+2\times3-2\div0.5$。

操作(键入) 　　　　　　　　　　　　　　　　　　　　显示的结果

$5\ \boxed{+}\ 2\ \boxed{\times}\ 3\ \boxed{-}\ 2\ \boxed{\div}\ 0.5\ \boxed{=}$ 　　　　　　　　　　7

例2 计算 $126\div[(3+4)\times(3-1)]$。

操作(键入) 　　　　　　　　　　　　　　　　　　　　显示的结果

$126\ \boxed{\div}\ \boxed{(}\ \boxed{(}\ 3\ \boxed{+}\ 4\ \boxed{)}\ \boxed{\times}\ \boxed{(}\ 3\ \boxed{-}\ 1\ \boxed{)}\ \boxed{)}\ \boxed{=}$ 　　　　　9

　　　　　　　　　　　　　　　↑
　　　　　　　　　　　　　　可省略

注意：所有的括号均用"("(上括号)和")"(下括号)，括号可同时使用 15 次，里面括号内的内容比外面优先，紧挨在"="前的下括号键可省略。但上括号则不能省略。

(2) 函数运算。

① 三角函数：先按 $\boxed{\text{DRG}}$ 键设置角度的单位(DEG 为度，RAD 为弧度，GRAD 为公制度，该单位极少用。每次开机时计算器自动设置为 DEG)再键入角度值，最后键入函数名即得结果。

例3 计算 $\sin30°+\cos40°$。

连续按 [DRG] 使显示屏上出现 DEG(小字,在上方)。

操作	显示
30 [sin] [+] 40 [cos] [=]	1.2660

例 4 计算 $\cos 0.25\pi$。

连续按 [DRG] 使显示屏上出现 RAD(小字,在上方)。

操作	显示
0.25 [×] [2ndF] [π] [=] [cos] [=]	0.7071

注意:(a)当有函数运算和四则运算在一起时,先函数运算,但括号内内容优先于函数。

(b)第二功能键。由于键的数目有限,一个键常表示几个功能。用红字表示的就是第二功能,它要和 [2ndF] 键配合使用,如上例中的 [2ndF] [π] 就是使用 [EXP] 键的第二功能,表示 3.1416,下面的反三角函数也是如此。

② 反三角函数:先设置单位,再由反三角函数(第二功能键)计算。

例 5 计算 $\arcsin 0.5$。

角度单位设置 DEG

操作	显示
0.5 [2ndF] [$\sin^{-1}$]	30

例 6 计算 $\arccos(-1)$。

角度单位设置 RAD

操作	显示
1 [+/−] [2ndF] [$\cos^{-1}$]	3.1416

注意:[+/−] 用于将当前输入的数字取负值。

(3)乘方。利用 y^x 键。

例 7 3^4

操作	显示
3 [y^x] 4 [=]	81

注意:平方、立方、开方、开立方可按以上方法做,但它们各有独立的键,可直接求得。其函数的求法可类推。

(4)计算的优先次序。一个算式中含有多个函数及算术运算时,计算器按下列优先次序进行顺序计算,同一优先级的多项算式,则按先后次序计算

优先级	操作项目
1	$\sin$, x^2 等函数
2	y^x, $\sqrt[x]{y}$
3	$\times$, $\div$
4	$+$, $-$

括号内的总是优先于括号外的计算

例(1 [+] 2) [×] 3 [y^x] 30 [sin] [÷] 5 表示 $(1+2)\times 3^{\sin 30°}\div 5$(角度单位设置为 DEG)。

3. 计算值小数点后位数的确定

按下 $\boxed{\text{2ndF}}$ $\boxed{\text{TAB}}$ 再键入 0 到 9 中的一个数字,可将计算的中间结果及最后结果保留到小数点后所需的位数(后面的位数四舍五入处理)。

注意:这个位数仅是显示的位数,而计算器存储的始终为小数点后 10 位。

例 8 按 $\boxed{\text{2ndF}}$ $\boxed{\text{TAB}}$ 9 设置小数点后 9 位。

5÷9= 显示 0.555555556	(9 位)
按 $\boxed{\text{2ndF}}$ $\boxed{\text{TAB}}$ 8 显示 0.55555556	(8 位)
按 $\boxed{\text{2ndF}}$ $\boxed{\text{TAB}}$ 0 显示 1	(0 位)
按 $\boxed{\text{2ndF}}$ $\boxed{\text{TAB}}$ 7 显示 0.5555556	(7 位)

注意:(1) 按 $\boxed{\text{2ndF}}$ $\boxed{\text{TAB}}$ 0 显示四舍五入后的整数位数。

(2) 按 $\boxed{\text{2ndF}}$ $\boxed{\text{TAB}}$ · 可返回显示数据的浮点状态。

4. 普通记数法和科学记数法的转换

按 $\boxed{\text{F→E}}$ 可进行数的普通记数法和科学记数法表示之间的转换

例如

操作	显示	注释
$\boxed{\text{2ndF}}$ $\boxed{\text{TAB}}$ 3	0.000	设置小数点后 3 位
2532.0 $\boxed{=}$	2532.000	普通记数法表示
$\boxed{\text{F→E}}$	2.532 03	科学记数法表示:10 的幂次以两位表示,即 10^3
$\boxed{\text{F→E}}$	2532.000	恢复普通记数法

5. 改正错误输入的数字

若发现输入的数字是错误的,只要尚未按下后面的功能键,可按 $\boxed{\text{CE}}$ 键清除,重新输入正确数字,不影响以前计算结果,但若后面的功能键已按入,则不能改正。

例 9 计算 5×60+30。

操作	显示	注释
$\boxed{\text{2ndF}}$ $\boxed{\text{TAB}}$ 0		
5 $\boxed{×}$ 40		40 是错的,但未按下 $\boxed{+}$
$\boxed{\text{CE}}$ 60		清除 40,改为 60
+30=	330	

$\boxed{\text{CE}}$ 和 $\boxed{\text{ON/C}}$ 不同,后者是把整个计算结果都清除掉。

6. 统计(求平均值,标准差)

先按 2ndF STAT 进入统计(STAT)模态,其他可按下例进行。

例 10 计算下例数据的平均值和标准差。

数值	35	45	55	65
频数	1	1	5	2

操作	显示	注释
2ndF TAB 8	0.00000000	
35 DATA	1	输入总次数
45 DATACD	2	
55×5 DATACD	7	
65×2 DATACD	9	
x̄	53.88888889	平均值
S	9.27960727	标准差

若输入数据有误,要进行改正,如上例中最后一个数据不是 65×2,而要改成 60×2,按下述步骤进行:

操作	显示
65×5 2ndF DATACD	7
60×2 DATACD	9

7. 其他方面用法

请参阅说明书中其他方面用法。

【习题】

(1) 计算 $5\sqrt[3]{5}(\sin70°-\cos70°)-2.2^2$ 并写出操作步骤。

(2) 计算 $\dfrac{0.33^5+0.2\left(\dfrac{1}{105}-\dfrac{1}{109}\right)}{2.5\times10^{-6}-7\times10^{-8}}$ 并写出操作步骤。

(3) 空气中声速的理论值 $C_1=331\sqrt{1+0.0037t}$(m/s),其中 t 为温度(℃)。求 $t=25℃$ 时的 C_1。现实验测得 $25℃$ 时的声速 $C_2=346.75$(m/s)求实验值的百分误差。

(4) 计算

$$y=\frac{2\pi}{e^{hc/\lambda kt}-1}\times\frac{hc^2}{\lambda^5}$$

其中 $h=6.63\times10^{-34}$J·s,$c=3.00\times10^8$m/s,$k=1.38\times10^{-23}$J/K,$T=5700$K,$\lambda=510\times10^{-9}$m。

(5) 某物理量 x 重复测量 16 次,结果如下,求 $\bar{x}$ 及标准差 S。

n	1	2	3	4	5	6	7	8
x	21.60	21.45	21.45	21.45	21.45	21.80	21.50	21.50
n	9	10	11	12	13	14	15	16
x	21.50	21.62	21.75	21.75	21.37	21.82	21.82	21.82

附录 C CASIO fx-3600 电子计算器的使用方法

【注意事项】

(1) 环境温度应限于 0~40℃。

(2) 不得受重压或打击。

(3) 避免受潮和沾染灰尘,揩拭时须用清洁的干布,不得用湿布,更不能使用溶剂。

【使用方法】

1. 开、关

由电源开关"POWER"。

注意:若在一个操作键按后 6min 内不用,会自动切断电源,如需再开可按下 $\boxed{\text{AC}}$(全清除键)。

2. 函数键的使用

黑色函数键可直接用,使用棕色表示的函数键,则要先按下 $\boxed{\text{INV}}$(反函数键),再按相应的键。若为三角或反三角函数先按 $\boxed{\text{MODE}}$ 4(或 5)将角度单位设定为度(或弧度)。

例1 $\sin 45°=0.707106781$, $\arcsin 0.707106781=45°$

操作   显示

45 $\boxed{\sin}$ 0.707106781

0.707106781 $\boxed{\text{INV}}$ $\boxed{\sin^{-1}}$ 45

数据清除:按下 $\boxed{\text{AC}}$。

3. 算术及函数运算

按下 $\boxed{\text{MODE}}$ $\boxed{\cdot}$ 键让计算器状态置于"RUN"。本机会自动决定运算的先后次序。优先顺序是:(1) 函数;(2) 乘方和开方($x^y, x^{\frac{1}{y}}$);(3) 乘法和除法;(4) 加法和减法。优先顺序相同时,根据输入的顺序,使用信号时括号为最优先运算。

例2 $5+2\times\sin 30°+24\times 5^3=3006$。

操作　　　　　　　　　　　　　　　　　　显示

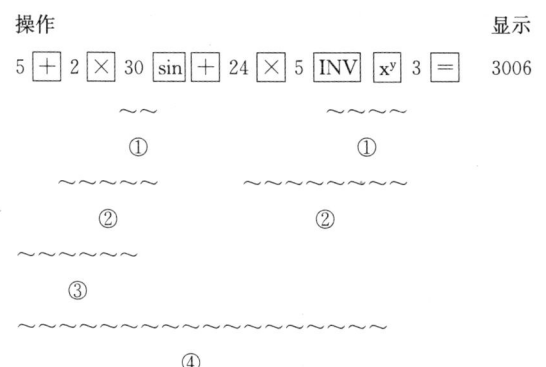

5 + 2 × 30 sin + 24 × 5 INV x^y 3 = 　3006

注意：圆圈中的数字表示机内运算运行次序。

　　计算中发现按错了数字，在没有键入后继的功能键前，可直接按 C 键清除，重新按入正确的数字。顺次按下 MODE 7 n 可以指定小数点以下的位数。顺次按下 MODE 8 n 可以指定有效位数 n。解除指定，按下 MODE 9。

例 3　$100 \div 6 = 16.66666666 \cdots \cdots$。

操作	显示
100 ÷ 6 =	16.666666667
（指定小数点以下四位）MODE 7 4	16.6667
（指定有效位数 5 位）MODE 8 5	1.6667
（解除指定）MODE 9	16.666666667

4. 统计（求平均值和标准差）

　　按下 MODE 3。使计算状态设定在"SD"，开始计算前，一定要先顺次按下 INV AC 键以清除以前存储的数据。

例 4　计算下例数据的平均值和标准差。

数值	35	45	55	65
频数	1	1	5	2

操作	显示	解释
MODE 3 INV AC 35 DATA 45 DATA	45	
55 × 5 DATA 65 DATA DATA	65	
（算术平均值）INV x̄	53.88888889	算术平均值
（标准差）INV $X_{\sigma_{n-1}}$	9.279607279	标准差
（数据个数）K_{out} n	9	数据个数

若输入数据有误,要进行改正,如上例中最后一数据不是 65×2,而要改成 60×2 可按下述步骤进行:
操作   显示

65 $\boxed{\text{INV}}$ $\boxed{\text{DEL}}$ 65

 $\boxed{\text{INV}}$ $\boxed{\text{DEL}}$

60 $\boxed{\text{DATA}}$ $\boxed{\text{DATA}}$ 60

其他方面可参阅说明书。